W0183701

Martin Brentrup / Brigitte Geupel

Selbstwert, Selbstfürsorge und Achtsamkeit

Verfahrensübergreifendes Übungsbuch für zentrale Variablen psychotherapeutischer Prozesse

Danksagung:

Wir bedanken uns herzlich bei allen, die uns bei der Gestaltung dieses Buches geholfen haben:

Heinrich Koller, der uns die Kraft-Quellen-Fotos zur Verfügen stellte,

Beate Bielefeld für Anregungen und Korrekturen,

Brigitte Jung-Wilke, die als Yoga-Lehrerin Ideen zum Bereich Achtsamkeit und Yoga, sowie Yoga mit Kindern besteuerte,

Kerstin Horngacher, mit der wir das Seminar in Lentas zu den Themen: Selbstwert, Achtsamkeit, Selbstfürsorge zusammen durchführen,

unseren Seminar-Teilnehmern in Lentas,

Marion Meyer für das Korrekturlesen.

Martin Brentrup / Brigitte Geupel

Selbstwert, Selbstfürsorge und Achtsamkeit

Verfahrensübergreifendes Übungsbuch
für zentrale Variablen psychotherapeutischer Prozesse

BORGMANN
MEDIA

Unser Buchprogramm im Internet
www.verlag-modernes-lernen.de

Veröffentlicht in der Edition:
BORGMANN MEDIA **• Schleefstraße 14 • D-44287 Dortmund**

Titelfoto: „Zwischensteine", Heinrich Koller
Gesamtherstellung in Deutschland: Löer Druck GmbH, Dortmund

Bestell-Nr. 9444 ISBN 978-3-938187-96-8

Inhalt

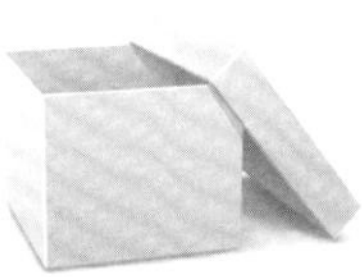

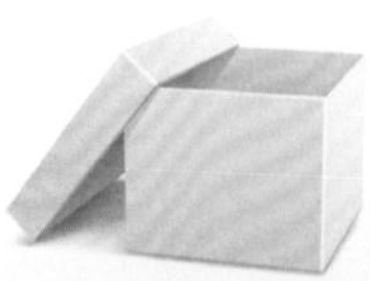

1. Einleitung

Wir halten Selbstwert für eine zentrale Variable in psychotherapeutischen Prozessen.
Durch verschiedene Wechselwirkungen kreieren und beeinflussen sich eine achtsame Haltung, ein selbstfürsorglicher Umgang und Selbstwert. Zu einem hilfreichen psychotherapeutischen Prozess gehört, dass Wahrnehmungsprozesse differenziert werden, so dass selbstfürsorgliches Verhalten gefördert werden kann und das Selbstwertgefühl verbessert wird.

Selbstwert ist ein umfassender Begriff und hängt in vielerlei Hinsicht mit psychotherapeutischen Konzepten zusammen:

- Selbstwert ist ein zentraler Pfeiler der Identität und der Ich-Organisation
- Selbstwert ist eine unspezifische Ziel- und Wirk-Dimension bei Problemen und Störungen
- Selbstwert gilt als Ressource beim Coping von Belastungen
- Selbstakzeptanz und -fürsorge sind Folge und Wirkung eines guten Selbstwertes
- Achtsamkeit und Selbstakzeptanz (Zustimmung aus gutem Selbstwert heraus) fördern Umstellungsfähigkeiten (Verändern durch nicht verändern wollen)

Der Aufbau als Übungsbuch spiegelt verschiedene Grundannahmen und -absichten wider:

- Ein verfahrensübergreifendes Interesse an ressourcenaktivierenden Wirkungen zu verfolgen
- Praxisorientierte Anregungen zu geben
- Grundhaltungen und Vorgehensweisen abzubilden, die auch außerhalb von Übungen wirksam werden können
- Von der Bedeutsamkeit von emotional bedeutsamen, korrigierenden Erfahrungen auszugehen
- Durch die Verbindung von Übungen zum Selbstwert, Achtsamkeit und Selbstfürsorge synergetische Wirkungen zu erzeugen

In diesem Übungsbuch fließen verfahrensübergreifend anwendbare Übungen ein. Dies umfasst Wahrnehmungslenkung, Gesprächstechniken, Imagination, bildliche Darstellungen, Symbole und Metaphern.

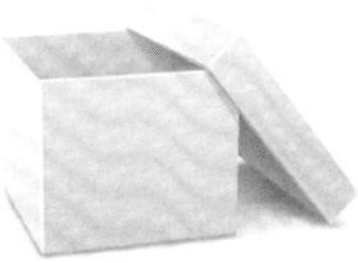

Die Arbeit mit Symbolen, Bildern, Imaginationen regen die impliziten (unbewussten) Funktionsweisen im Gehirn an. In der therapeutischen Bearbeitung problematischer Dynamiken (z. B. Depression) gehen wir davon aus, dass ein Zusammenspiel von expliziten (willentlichen) und impliziten Funktionsweisen wirkungsvoller ist (siehe GRAWE 2004 S. 126).

Die Kraft-Quellen-Karten wurden zum einen für die hier ausführlich vorgestellte **Kraft-Quellen-Arbeit** entwickelt. Sie können auch für mehrere der hier vorgestellten Übungen als optische Anregung, als Vertiefung oder als Anker für selbstwertsteigerndes Erleben eingesetzt werden.

Die hier vorgestellten Übungen und Materialien sind als Impuls gedacht, den Fokus auf die Steigerung des Selbstwertes zu legen, sie können gut mit weiteren Übungen zur Selbstwertsteigerung verbunden werden.

Eine große Bedeutung hat die Selbstwertsteigerung in der Phase der Stabilisierung traumatisierter Menschen. Die hier vorgestellten Übungen sind auch geeignet für die Phase der Stabilisierung in Therapien.

Ein Überblick über diese Ressourcen, die für die Selbstwertsteigerung, Stabilisierung und Selbstfürsorge wichtig sind, wird auf folgender Grafik gegeben. Zu all diesen Ressourcen bietet das Buch Übungen an.

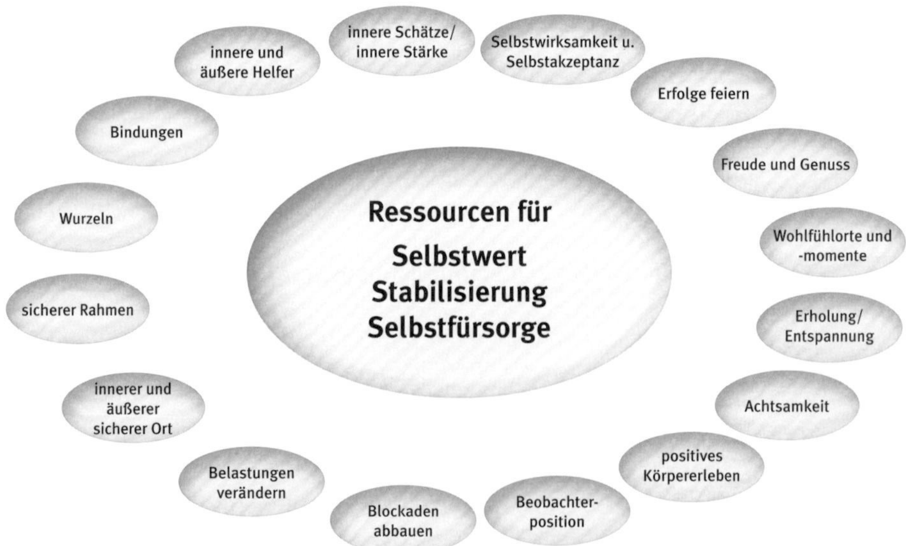

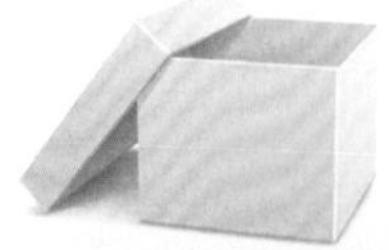

Die Umsetzung wird durch die Materialien auf der Material-CD erleichtert. Übungsbögen, Beobachtungsbögen, Grafiken und Fotos, die sogenannten Kraft-Quellen-Karten[1] können ausgedruckt werden und stehen als Anregungen für die Arbeit zur Verfügung.

CD-ROM

[1] Die Fotos verdanken wir Heinrich Koller.

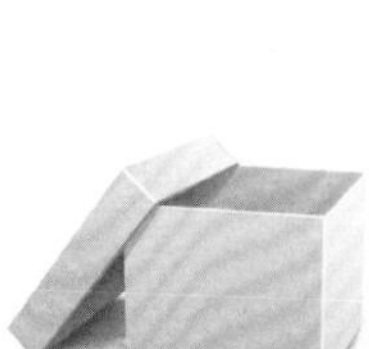

2. Selbstwert

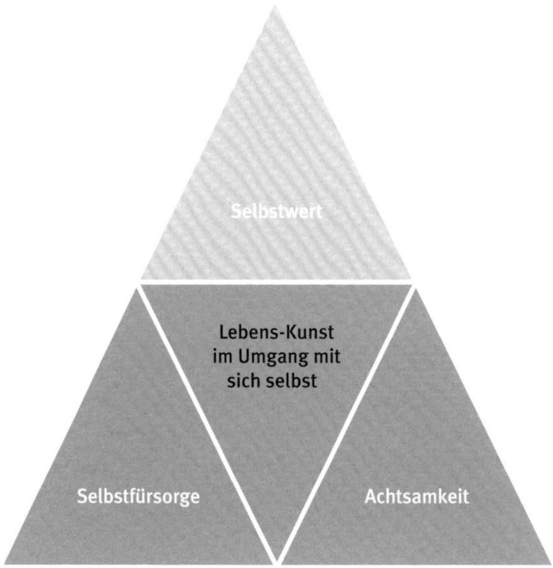

2.1 Selbst und Wert

Vorstellungen vom Ich hängen davon ab, wovon sie abgeleitet werden: von Empfindungen („Ich-Gefühl") oder Vorstellungen („Ich-Idee"). PRECHT (2007, S. 66) beschreibt das Selbst als alternativen Begriff und als Willens- und Beurteilungszentrale. Hierunter lassen sich Selbstkonzept (Art der Selbst-Wahrnehmung) und Selbstwertgefühl (unser subjektives Zeugnis) subsummieren.

Selbstwert setzt die Fähigkeit voraus, zu sich selbst eine Beziehung aufnehmen zu können.
Selbstorganisationsmodelle, wie das von KOHUT, können als Modell für Entwicklungsprozesse und innere beteiligte Instanzen dienen. In den Übungen kommen wir darauf zurück, wenn wir Ansätze darstellen, die aktivierend an den Repräsentanzen einwirken.

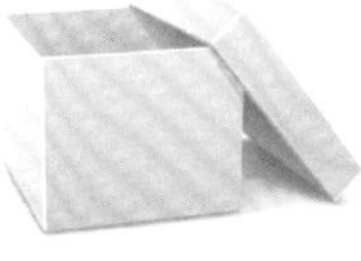

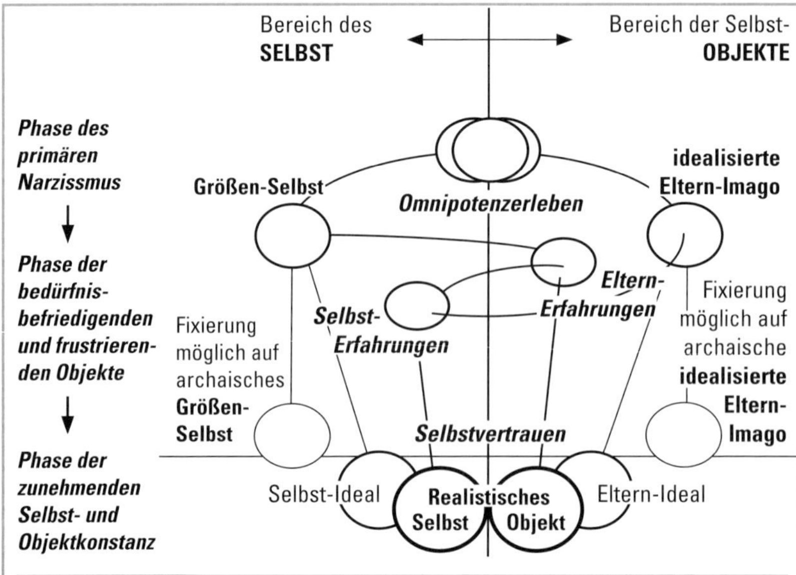

Das Modell der Narzissmus-Entwicklung sensu Kohut

(nach: Fiedler, 1997, S. 66)

Die Frage nach dem Sinn ist die Frage nach den Zusammenhängen (SCHMID 2007, S. 10). „Was liegt zugrunde, was steckt dahinter, wozu dient es, in welchen Beziehungen ist es zu sehen, welche Bedeutung haben die Worte, die gebraucht werden, welche Gründe lassen sich für ein Tun oder Lassen finden?"

Mit Lebenskunst ist gemeint, solche Fragestellungen und keine definitiven Antworten zu finden. Mit den Fragen ergründet man Spielräume des Denkens und Lebens und kann sich Möglichkeiten der Lebensgestaltung eröffnen und hinzugewinnen.

SCHMID (s. o.) erklärt, dass eine eigene Lebensgestaltung durch die Freiheit zur Notwendigkeit geworden sei.

In der Moderne seien es nicht mehr religiöse Bindungen (Festlegungen durch die Glaubensgemeinschaften, Vertröstungen auf ein Jenseits), politische Bindungen (Bevormundung und Fremdbestimmungen), ökologische Bindungen (Gewinn an Freiheit gegenüber der Macht der Natur – mit der Verantwortung zur Gestaltung) noch soziale Bindungen (erzwungene Rollenverteilungen, Moral), die die Zusammenhänge und Sinn schüfen.

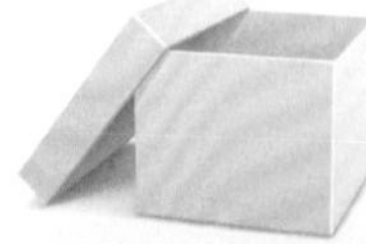

Schon in der Antike sei das Erlernen („durchdacht, gestaltet, kunstvoll“) des Umganges mit sich selbst als Grundlage für den Umgang mit anderen beschrieben worden.

2.2 Definitionen eines guten Selbstwertgefühles

Selbstwert, Selbstfürsorge und Achtsamkeit

Modell zur Einordnung in einem Selbstorganisationsmodell

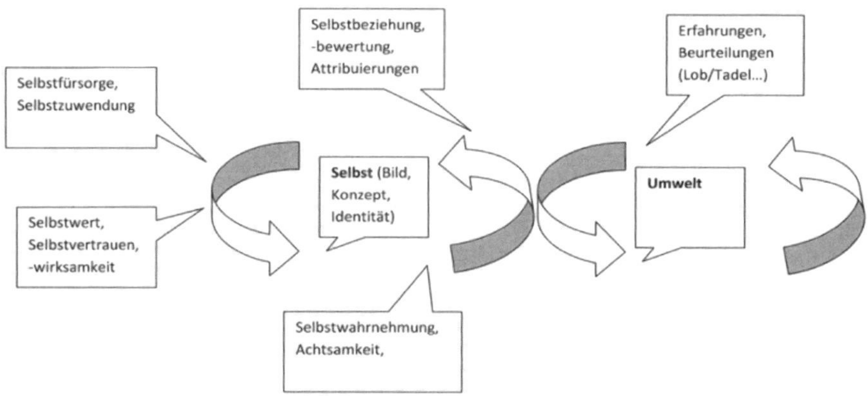

Selbstwertgefühl resultiert aus dem Vergleich der vermeintlichen subjektiven Fähigkeiten mit den Anforderungen, mit denen sich die Persönlichkeit konfrontiert sieht.

Neben der im Laufe der Entwicklung wichtigen Faktoren zu einem gesunden Selbstwertgefühl, nennt der Psychologe BRANDEN 6 Säulen für ein gutes Selbstwertgefühls im Hier und Jetzt:

1. Bewusstes Leben
2. Selbstannahme
3. Eigenverantwortliches Leben
4. Selbstsicheres Behaupten der eigenen Person
5. Zielgerichtetes Leben
6. Persönliche Integrität

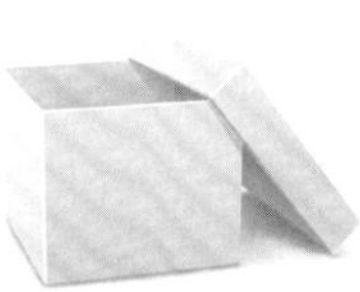

Authentische **Selbstsicherheit** und Selbstwertgefühl ist nach BRANDEN weitgehend abgekoppelt von der Rückmeldung eines Gegenübers.

Unsere Pragmatik für die methodischen Vorschläge für Psychotherapien greifen auf, welche Faktoren lebensgeschichtlich in der Auseinandersetzung mit der Umwelt prägend und gestaltend waren und sind.

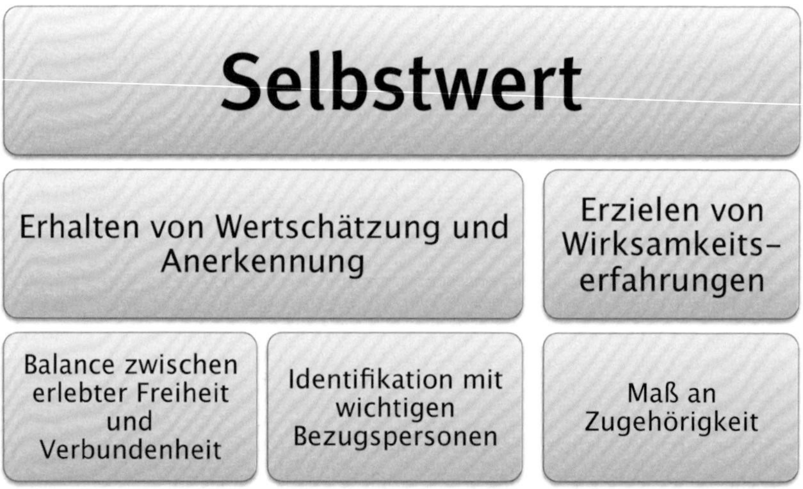

Abb.: Faktoren bei der Entwicklung des Selbstwertgefühls

2.3 Wirksamkeitsforschung, Haltungen und Selbstwertförderung

Im Sinne von Handlungsanweisungen für „erfolgreiche Therapeuten" hat GRAWE (2004) Ableitungen aus seiner Wirksamkeitsforschung zusammengefasst (LIEB, H. 2007, S. 183). In einem der 12 Punkte stellt er heraus:

- Therapeuten sollen daran arbeiten, dass ihre Patienten selbstwerterhöhende Wahrnehmungen machen. Dies wirkt nachweislich als „Annäherungsprimings" an die therapeutischen Ziele. Dies gilt umso mehr, wenn die Patienten positive Sichtweisen und Zuwendungsformen im Rahmen ihres gelernten Interaktionsstiles eher abwehren oder abwerten.

2.4 Therapieschulen und Perspektiven

Aus verhaltenstherapeutischer Sichtweise:
- ein unspezifisches Thema und Therapieziel; operationalisierbar über kognitive Modifikationen von Grundüberzeugungen und Bewertungen, Verhaltensexperimenten und Verbesserung der Verstärkerbilanz, Analyse und Modifikation der Selbstverbalisation, Selbstinstruktion, Rollenspiele zur Selbstdurchsetzung,

aus humanistisch-psychotherapeutischer Sichtweise:
- ein mit der Basisvariable bedingungsloses Akzeptieren zusammenhängender Prozess der gelingenden Selbstaktualisierungstendenz (Überwinden einer Diskrepanz zwischen Ideal-Bild und Selbst-Bild)

aus systemischer Sichtweise:
- ein selbstreferentieller Konstruktionsprozess, der einer Anpassung an die Umwelt dient

aus systemisch-hypnotherapeutischer Sichtweise:
- ein Ergebnis eines inneren Dialoges von Anteilen und Introjekten, in denen sich Erfahrungen als Muster wiederholen und die in Beziehungen aufrechterhaltend verstärkt werden

aus tiefenpsychologischer/psychoanalytischer Sicht:
- ein Merkmal von Ich-Organisation und -Stärke und damit Zeichen und Folge der Bewältigung von Konflikten und Entwicklungsproblemen (biographisches Verstehen der Selbstwertproblematik, korrigierende Erfahrung in der Beziehung ermöglichen)

2.5 Therapeutische Haltung und Methoden

Allgemeines zur Ressourcenorientierung

Ressourcenorientierung hat eine zunehmende Bedeutung als Wirkfaktor in allen Therapieverfahren zugeschrieben bekommen. Viel spricht dafür, dass die Mobilisierung von Selbstheilungskräften eine der wichtigsten Variablen für erfolgreiche Verläufe ist. (vgl. WÖLLER, KRUSE 2001, S. 105 ff.) Ressourcenorientiertes Arbeiten kann als *Therapietechnik* und als *Wahrnehmungs- und Denkweise* bzw. *Haltung und Grundeinstellung* aufgefasst werden.

Selbstwerterhöhende Bestätigungen
Ein gutes Selbstwertgefühl ist die Voraussetzung für das Nutzen zahlreicher Bewältigungsressourcen. Besonders in der Aufbauphase der Arbeitsbeziehung ist es hilfreich, den Patienten häufig zu bestätigen.
Nonverbale Signale: die Verständnis und Bestätigung vermitteln; Gesichtsausdruck, Mimik, Kopfnicken, Tonfall eines „Ja“ oder „Hm“; nicht übertrieben, besonders wenn solch ein Umgang dem Patienten ungewohnt ist bzw. eine feindselige Haltung aktuell ist (eher Gründe explorieren)
Indirekte Bestätigung: beiläufige Bestätigungen, im Nebensatz; Gesagtes wiederholen und damit wertschätzen
Stärken akzentuieren: helfen, dass sich der Patient mit seinen positiven Seiten darstellen kann, damit er, darauf aufbauend, es leichter hat, auch mit kränkenden Affekten umzugehen; über Lebensbereiche zu sprechen, in denen er erfolgreich und mit denen er zufrieden ist; untersuchen, unter welchen Bedingungen es ihm möglich ist, ein Gefühl von Zufriedenheit zu haben; alle bisherigen Lösungsversuche zu wertschätzen (auch als Teilschritte oder nötige Versuche); Wertschätzung für die zur Verfügung stehenden Mittel; die Stile würdigen, die als Stärke in der Therapie genutzt werden können (Patienten mit Autonomiebestrebungen schätzen eher nicht-direktive Verfahren ...)
Umdeuten (Reframing): versuchen, dem Patienten eine neue und positive Sichtweise zu vermitteln, suggestive Wirkung einer positiven Tönung und Zukunftsorientierung; z. B. Selbstanklagen umformulieren zur Betonung von positiven Eigenheiten; Selbstkritik hinterfragen mit der Unterstellung von positiven Motiven; kritische Einwände als konstruktiven Beitrag zum Therapieverlauf werten.
Ressourcenorientierte Imaginationen: möglichst lebendig imaginieren lassen, wie er/sie sich fühlt, wenn eine unangenehme Situation bewältigt ist bzw. die Möglichkeiten vorstellen, die sich eröffnen werden.

2.6 Techniken und Interventionen

Aus tiefenpsychologischer Sicht:
biographisches Verstehen der Selbstwertproblematik, korrigierende Erfahrung in der Beziehung ermöglichen.

Aus kognitiv-verhaltenstherapeutischer Sicht:
Modifizierung dysfunktionaler Schemata und Oberpläne („Es ist egal, wie es Dir geht."), und schuldinduzierender Kognitionen („Du hast nicht genug getan.") durch kognitive Umstrukturierung sensu Beck und Ellis (durch die Erarbeitung und Einübung positiver Selbstverbalisationen und durch die Exploration positiver Selbstkonzeptanteile; Einübung der Methode des Gedankenstopps; Modifizierung des Attributionsstils)
Überprüfung dysfunktionaler Grundüberzeugungen:

- Positiv-Tagebuch (Festhalten von Ereignissen, die der Grundüberzeugung widersprechen)
- Grafische Darstellung von Zwischenstufen einer Beurteilungsdimension
- Profilvergleiche (Abgleich der Gültigkeit über verschiedene Lebensbereiche)
- Konfrontation (Erwachsenen-Ich spricht mit Kind-Ich über alte demütigende Erfahrungen und über deren Motive)
- Lebenslinie (widersprechender Erfahrungen suchen)

Aus sog. emotionspsychologischer Sicht:
eine maladaptive Emotion in Bezug auf das Selbst (z. B. Minderwertigkeit, Angst) durch erfahrene Abwertungen, Verunsicherungen in der Lerngeschichte identifizieren („Ist es Ihrer Meinung nach angemessen, sich für einen solchen Alltagsfehler zu schämen?"). Die Emotion soll nicht mehr eine unmittelbare Realität bleiben. („Wenn Sie sich von dem alten Urteil lösen, was wäre denn dann Ihre eigene Beurteilung? ... Sagen Sie den Satz bitte noch einmal bewusst: Ich habe einen kleinen Fehler gemacht, und das ist normal. Was für ein Gefühl tritt auf?").
2-Stuhl-Technik: ein Stuhl für die selbstkritische Stimme, die Sätze auf dem anderen Stuhl wirken lassen, „Was würden Sie am liebsten antworten?" (Stärkung des Verurteilten), die Motive herausarbeiten (z. B. Angst vor den Konsequenzen eines Scheiterns), einen neuen Umgang mit dieser Befürchtung aushandeln (LAMMERS 2007).

Aus systemisch-hypnotherapeutischer Sicht:

- kombinierte Verfahren mit Imagination, Trance, Körpererfahrung und Nutzen positiver Erfahrungen (Versammlung innerer Helfer, ideale Eltern, wohlwollende Begleiter); inneres Team; Dekonstruktion von entwertenden Anteilen unter der Voraussetzung von Stabilisierung

Gefühle und Bewertungen

Für viele Prozesse und Entwicklungen sowie Problemlösungen ist es wichtig, zwischen Gefühlen und Ableitungen/Erklärungen/Bewertungen zu unterscheiden:

Gefühle	**körperliche Begleitreaktionen**	**Gedanken/Einschätzung**	**Körpergefühle**
Freude	Erröten	Unsicherheit	Hunger
Zuneigung	Schwindelgefühl	Misstrauen	Körperschmerz
Gleichgültigkeit	Ohrensausen	Unglaubwürdigkeit	Kälte
Hass	Herzrasen	verhöhnt werden	Durst
Zufriedenheit	Herzstiche	Vertrauen	Druck
Scham	Schwitzen	Einsamkeit	Müdigkeit
Besorgnis	Zittern	Sicherheit	Wärme
Enttäuschung	Atembeschwerden	Verbundenheit	
Angst	Harndrang	Abhängigkeit	
Kummer	Übelkeit	Freiheit	
Niedergeschlagenheit	Kreislaufstörungen	verpflichtet sein	
Trauer	Verstopfung	ohnmächtig sein	
Unzufriedenheit	Kopfschmerzen	ausgeliefert sein	
Panik	Muskelspannung	gemocht werden	
Wut	Erblassen	ausgelacht werden	
Liebe	in Ohnmacht fallen	abgelehnt werden	
Ärger			
Abneigung			

(nach: STAVEMANN 2011, S. 62)

Gefühlsstern

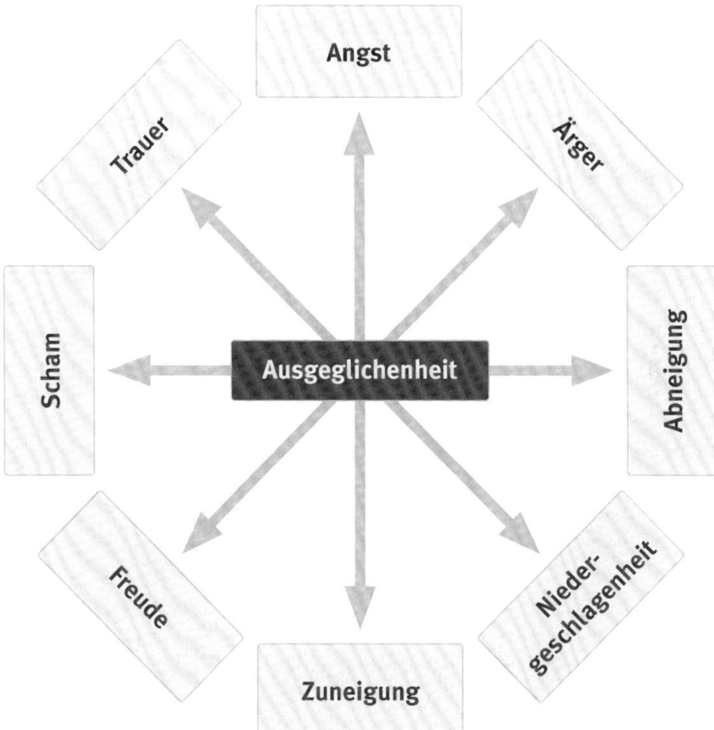

Die Intensität der Gefühle kann auf diesen Dimensionen nach außen hin intensiver werdend beschrieben werden.

Nach STAVEMANN (2011)

Vorbereitungen zu aktivierender Arbeit am Selbstwert

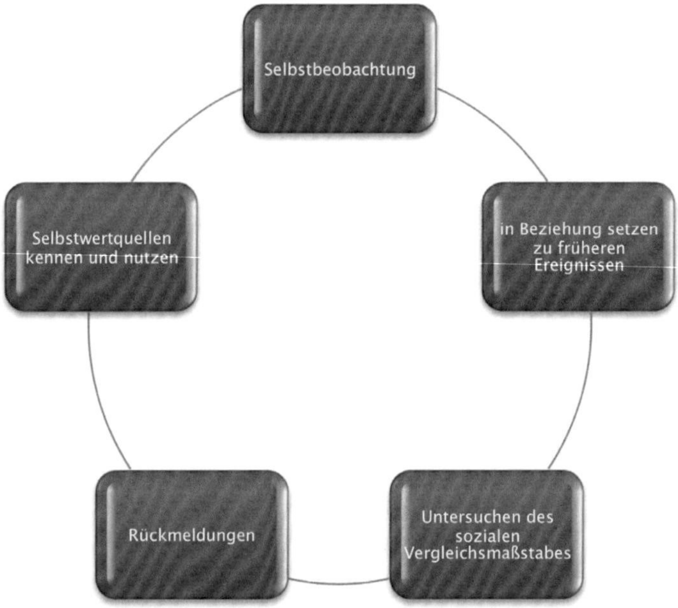

2.6.1 Exkurs: Die Arbeit mit Persönlichkeitsanteilen

Die Arbeit mit Ego-States (oder Persönlichkeitsanteilen) ist hilfreich, um innere Konflikte zu bewältigen. Klienten berichten, dass sie sich hin- und hergerissen fühlen, wenn es darum geht, Entscheidungen zu treffen, oder dass sie erleben, von einem Zustand der Kraft und Freude in einen ganz anderen, schwachen, traurigen Zustand zu geraten.

Das Modell der Ego-States hilft den Klienten, diese Zustände als verschiedene Persönlichkeitsanteile zu verstehen.

Meist gelingt es den Klienten, die verschiedenen inneren Zustände zu beschreiben und zu lenken.

Schwer traumatisierte Menschen haben einzelne Ego-States abgespalten und den Zugang zu ihnen verloren. Trotzdem wirken sie unbewusst weiter und steuern auch das Handeln.

Hier eine Definition von Ego-States nach WATKINS und WATKINS (2003 S. 45)

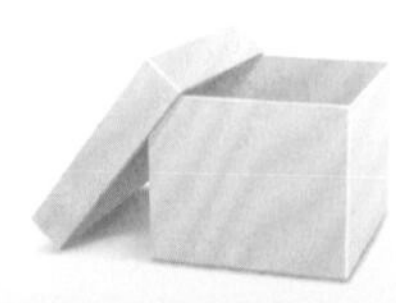

> „Ein Ich-Zustand kann definiert werden als ein organisiertes Verhaltens- und Erfahrungssystem, dessen Elemente durch ein gemeinsames Prinzip zusammengehalten werden und das von anderen Ich-Zuständen durch eine mehr oder weniger durchlässige Grenze getrennt ist."

Selbstwert und Persönlichkeitsanteile

Für den eigenen Selbstwert ist es wichtig, den stärkenden Persönlichkeitsanteil „die innere Stärke" zu kennen, mit ihm in Kontakt zu gehen und ihm Raum und Platz im Leben zu geben.

„Die innere Stärke" ist ein ressourcenreicher Persönlichkeitsanteil. Durch die im Anschluss beschriebene Imagination lässt sich ein Zugang zu ihr finden. Sie stärkt die aktive, ressourcenreiche Seite. Viele Klienten berichten, dass sie sich nach der Arbeit mit der inneren Stärke besser und gestärkt fühlen (Vgl. FRITZSCHE, HARTMANN S. 43 ff.).

Der Zugang zur „inneren Stärke" ist ein wichtiger Bestandteil der Stabilisierungsphase in der Therapie mit traumatisierten Menschen. Die innere Stärke hat dazu geführt, dass diese Menschen überleben konnten.

Aber auch für Klienten mit anderen Belastungen ist der Zugang zur inneren Stärke ein großer Gewinn. Es ist möglich, dass die innere Stärke in Konflikt mit einem schwachen, ängstlichen Persönlichkeitsanteil steht. Es geht dann in der Ego-State-Arbeit darum, dass die verschiedenen Persönlichkeitsanteile in Kontakt miteinander kommen. Der Klient oder der Therapeut kann mit ihnen sprechen. Sie können aus ihrer Sicht Lösungen für ein Problem anbieten.

Ziel der Ego-State-Arbeit ist es, dass die verschiedenen Persönlichkeitsanteile in Kontakt zueinander stehen, sich austauschen und eine konstruktive Beziehung zwischen ihnen besteht.

2.7 Erlebnisaktivierende Übungen

Übung 1 | Die innere Stärke finden (als ein stärkender Persönlichkeitsanteil)

Themen: Kontakt aufbauen zu der inneren Stärke als innerer Anteil der eigenen Persönlichkeit, Stabilisierung
Setting: Einzel- oder Gruppentherapie (Erwachsene und Kinder ab ca. 8 Jahren)
Vorbereitung / Information: Den Klient mit dem Modell von inneren Anteilen vertraut machen (siehe Arbeit mit Persönlichkeitsanteilen)

Anleitung:
Den Klienten bitten:
– für folgende Imagination sich auf diese Weise einzustimmen:
  Die Augen zu schließen und in achtsamer Weise den Atem beobachten, tief zu atmen.

Imagination:

Stellen Sie sich einen guten Ort vor, an dem Sie Ihrer inneren Stärke begegnen wollen. Der Ort soll ausschließlich mit positiven Assoziationen verbunden sein, falls Störendes auftaucht, verändern Sie den Ort oder suchen Sie einen anderen Ort aus.
Nehmen Sie sich Zeit, den Ort angenehm zu gestalten mit wohltuenden Körperempfindungen. Stellen Sie sich vor, dort einem wichtigen Teil der eigenen Persönlichkeit, der inneren Stärke zu begegnen.
Stellen Sie sich einen Platz vor, eine Art Treffpunkt, an dem Sie dieser inneren Stärke begegnen möchten. Nehmen Sie sich Zeit. Dieser Platz sollte ruhig und friedvoll sein. Warten Sie darauf, was kommt, wenn Sie an Ihre innere Stärke denken. Diese Stärke hat Sie seit Ihrer Geburt begleitet und Ihnen ermöglicht, zu überleben, Hindernisse zu überwinden, wichtige Schritte zu schaffen, sich über etwas zu freuen. Achten Sie darauf, welche Gefühle, Bilder und Erinnerungen wach werden, wenn Sie an Ihre innere Stärke

denken. Das, was auftaucht, kann eine Brücke zu Ihrer inneren Stärke darstellen. Machen Sie sich ein Bild von ihr, stellen Sie sich Ihre innere Stärke vor. Wie sieht sie aus? Lassen Sie sich Zeit, ihr eine Gestalt zu geben. Treten Sie dann mit Ihr in Kontakt!
Achten Sie darauf, welche Wirkung die Begegnung mit der inneren Stärke hat. Wie begegnen Sie Ihrer inneren Stärke? Welche Bilder tauchen auf? Spüren Sie nach Körperempfindungen, wenn sie mit Ihrer inneren Stärke in Kontakt treten? Achten Sie darauf, wie Sie mir ihr in Verbindung bleiben können. Stellen sie sich vor, wie Ihr Körper sich die Begegnung mit der inneren Stärke gut einprägt. Vereinbaren Sie mit der inneren Stärke gut in Kontakt zu bleiben, sie wieder zu rufen, zu erinnern, wenn Sie sie brauchen. Suchen Sie sich ein Wort, eine Vereinbarung, wie Sie sie rufen können.

Rücknahme:
Den Klienten bitten, die Augen zu öffnen, und die Aufmerksamkeit auf den Raum zu lenken.

Auswertung:
Den Klienten von seiner Begegnung mit der inneren Stärke und den Körperempfindungen berichten lassen, oder etwas aufmalen lassen, was ihm bei dieser Begegnung wichtig war.

Material: Papier, Stifte

Ähnliche Übungen/Literatur: FRITSCHE, K., HARTMAN, W.(2010).

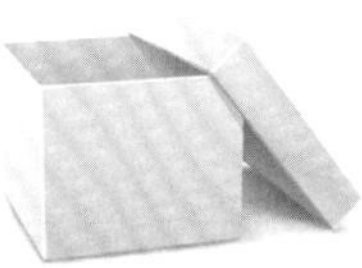

Übung 2 | Aufstellungsarbeit zur inneren Stärke

Themen: Kontakt aufbauen zu der inneren Stärke, Perspektivenwechsel
Setting: Einzel- oder Gruppentherapie (Erwachsene und Kinder ab ca. 8 Jahren)

Anleitung:
Den Klienten bitten:
- für die innere Stärke (symbolisiert durch einen Stuhl in der Einzelarbeit, einer Person, in der Gruppenarbeit) einen Platz zu suchen.

Auswertung:
Den Klienten fragen:
- „Wie ist es, die innere Stärke im Rücken zu fühlen, sich durch die innere Stärke den Rücken stärken zu lassen? (und so in die Zukunft und zur künftigen Aufgabe zu blicken?)“
- Oder sie gegenüberzustellen und sie zu fragen, wie sie beispielsweise Unterstützung geben kann für die künftige Aufgabe?
- Oder sie neben sich zu stellen?
- Oder für sie einen Platz zu suchen, an dem man ihr danken möchte.
- Oder die innere Stärke mit einem Teil der Persönlichkeit in Kontakt zu bringen, den er als schwächend, belastet oder hilflos erlebt und mit beiden einen hilfreichen Dialog zu führen.

Material: Stuhl

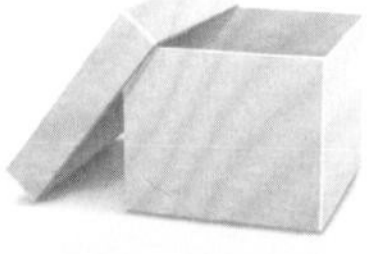

Übung 3 | Kraftkreis

Themen: Kontakt aufbauen zu der inneren Stärke und ihn verankern
Setting: Einzel- oder Gruppentherapie (Erwachsene und Kinder ab ca. 8 Jahren)

Anleitung:
Den Klienten bitten:
- aufzustehen,
- sich vorzustellen, in Kontakt mit der inneren Stärke zu treten.
- sich einen Farbkreis (in passenden Farben) um sich herum vorzustellen, einen Kraftkreis.
- sich auf den Atem zu konzentrieren.
- sich beim Einatmen vorzustellen, aus dem Kraftkreis Kraft zu schöpfen.

Auswertung:
Den Klienten fragen:
„Wie wirkt der Kraftkreis?“
Zur Verankerung der Erfahrung den Kraftkreis in den passenden Farben aufmalen lassen.

Material: Papier, Buntstifte

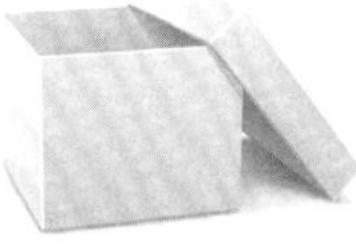

Übung 4 | Arbeit mit der inneren Stärke und den Kraft-Quellen-Karten [2]

Themen: Kontakt aufbauen zu der inneren Stärke symbolisiert durch ein Bild
Setting: Einzel- oder Gruppentherapie (Erwachsene und Kinder ab ca. 8 Jahren)

Anleitung:
Den Klienten bitten:
– aus dem Stapel der Kraft-Quellen-Karten eine Karte auszusuchen, die zur Begegnung mit der inneren Stärke passt.

Auswertung:
Die Verbindung zwischen der Kraft-Quellen-Karte und der Begegnung mit der inneren Stärke erzählen lassen.

CD-ROM

Material: Kraft-Quellen-Karten (Material-CD)

[2] Siehe die Arbeit mit den Kraft-Quellen-Karten (Kapitel 3)

Übung 5 | Reise zu den Stärken als Schatzsuche für die persönliche Schatzkiste

Themen: Kontakt aufbauen zu den inneren Stärken, Biografiearbeit, Ressourcenaktivierung
Setting: Einzel- oder Gruppentherapie (Erwachsene und Kinder ab ca. 8 Jahren)

Anleitung:
Den Klienten bitten:
- für folgende Imagination sich auf diese Weise einzustimmen:
  Die Augen zu schließen und in achtsamer Weise den Atem beobachten, tief zu atmen.

Imagination:

Ausgangspunkt ist eine Treppe, die zu einem angenehmen Ort (Wohlfühlort) führt.
Sie steigen die Treppe empor und legen alles, was stört auf den Treppenstufen ab.
Über die Treppe gelangen Sie zu einem sehr angenehmen Ort (Wohlfühlort).
Der Ort soll ausschließlich mit positiven Assoziationen verbunden sein, falls Störendes auftaucht, verändern Sie den Ort oder suchen Sie einen anderen Ort aus.
Nehmen Sie sich Zeit, den Ort angenehm zu gestalten mit wohltuenden Körperempfindungen:
Erinnern Sie sich an eine Situation, in der Sie Stärke (oder tiefe innere Freude) erlebt haben, z. B. etwas geschafft haben, worauf Sie stolz sind. Erinnern Sie sich an eine Fähigkeit, die Ihnen dabei geholfen hat. Nehmen Sie sich Zeit für die Erinnerung an diesen Moment der Stärke (oder Freude). Welche Bilder, Gefühle, Gedanken, Körperempfindungen tauchen auf? Bauen Sie zu dieser Stärke (Freude) eine Brücke, gehen Sie in Kontakt.
Suchen Sie ein Symbol (Bild) für diese Stärke (wie ein Schatz für die Schatzkiste).
Gehen Sie jetzt weiter und denken Sie an eine weitere Begebenheit aus einem anderen Bereich (beruflich, Freizeit, soziale Kontakte),

in der sie eine Stärke (oder Freude) erlebt haben. Erinnern Sie sich wieder an die Fähigkeit, die ihnen dabei geholfen hat. Nehmen Sie sich Zeit für die Erinnerung an diesen Moment der Stärke (oder Freude). Welche Bilder, Gefühle, Gedanken, Körperempfindungen tauchen auf? Bauen Sie zu dieser Stärke (Freude) eine Brücke, gehen Sie in Kontakt.
Suchen Sie wieder ein Symbol (Bild) für diese Stärke (wie ein Schatz für die Schatzkiste).
Auf die gleiche Weise wird noch mit einer dritten Stärke aus einem weiteren Bereich in Kontakt getreten und wieder ein Symbol gesucht.
Dann steigen Sie die Treppe wieder hinab und nehmen die Schätze mit. (Dies kann mit einem angenehm leichten Gefühl verbunden sein.)

Rücknahme: Den Klienten bitten, die Augen zu öffnen und die Aufmerksamkeit auf diesen Raum zu lenken.

Auswertung:
Den Klienten bitten, sich vorzustellen, die gesammelten Schätze in eine persönliche Schatzkiste abzulegen, für die Stärken (Schätze) Symbole auszusuchen/aufzumalen.

Material: Stifte, Papier, Symbole

Ähnliche Übungen/Literatur: REDDEMANN, L. (2001)

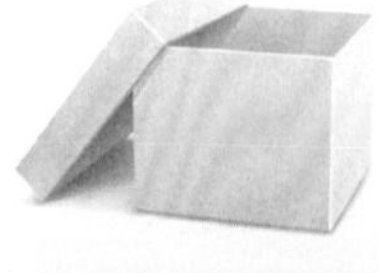

Übung 6 | **Gepäck ablegen**

Themen: Belastungen ablegen, Einführung eines Wohlfühlortes, einer Helferfigur
Anwendungsbereich: Traumatherapie, Stabilisierung, Lösungsorientierung.
Setting: Einzel- oder Gruppentherapie

Anleitung:
Den Klienten bitten,
- an etwas zu denken, wofür er gern Hilfe hätte (ein Anliegen),
- für folgende Imagination sich auf diese Weise einzustimmen:
  Die Augen zu schließen und in achtsamer Weise den Atem beobachten, tief zu atmen.

Imagination:

Stellen Sie sich vor, dass Sie auf einer langen Wanderschaft in den Bergen sind.
Der Weg geht steil nach oben und zusätzlich sind Sie noch mit Gepäck beladen. Es ist also ziemlich mühsam.
Sie kommen zu einem Hochplateau. Dies ist eine weite Fläche schon weit oben auf dem Berg. Sie finden, dies ist ein guter Platz, um sich auszuruhen und das Gepäck abzulegen.
Sie sehen sich um und sehen in der Ferne etwas Helles, wie ein Licht. Sie fühlen sich davon angezogen und gehen dorthin.
So gelangen Sie zu dem Platz, der in ein helles, warmes Licht getaucht ist.
Am Rande des hellen Platzes legen Sie Ihr Gepäck ab und suchen nach einer guten Stelle zum Ausruhen.
Es gibt dort eine Bank, einen Stein, warmes Gras, Bäume und anderes, was für Sie passend zum Ausruhen ist. Sie suchen sich einen guten Platz aus.
Sie genießen es, im hellen Licht zu sitzen, lassen es auf sich wirken, spüren, wie Ihnen ganz warm wird, Sie sich wohl fühlen und erholen können.

Während Sie dort sind, kommt plötzlich ein freundliches, helles Wesen auf Sie zu, das Sie freundlich anlächelt.
Das freundliche Wesen überreicht Ihnen ein Geschenk, das Ihnen bei Ihrem Anliegen helfen könnte. Vielleicht verstehen Sie nicht gleich, was es bedeutet, aber Sie nehmen es und können sich darüber freuen.
Das freundliche Wesen verabschiedet sich dann.
Sie bleiben noch ein bisschen im hellen Licht sitzen und genießen die Wärme, betrachten das Geschenk.
Dann wollen Sie weitergehen und diesen Platz wieder verlassen.
Davor prägen Sie sich den Platz gut ein, damit Sie immer wieder in Gedanken hierher zurückkehren können, wenn Sie wollen.
Sie nehmen das Geschenk und gehen zum Gepäck.
Sie überlegen, ob Sie wirklich alles wieder mitnehmen wollen, oder ob Sie es sich leichter machen könnten und etwas hierlassen möchten.
Das, was Sie mitnehmen wollen, packen Sie wieder ein.
Dann setzen Sie erholt und beschenkt mit dem Gepäck, das Sie noch brauchen, Ihre Wanderung fort.

Rücknahme: Den Klienten bitten, wieder die Augen zu öffnen und seine Aufmerksamkeit auf den Raum zu lenken.

Auswertung:
Den Klienten berichten lassen, was ihm wichtig war, ihn anregen, dies in einem Bild festzuhalten. Wichtig für den weiteren Verlauf ist es, ob es ihm möglich war, sich vorzustellen, Gepäck abzulegen, das Geschenk und Hilfe anzunehmen.

Material: Papier, Stifte

Ähnliche Übungen/Literatur: REDDEMANN, L. (2001).

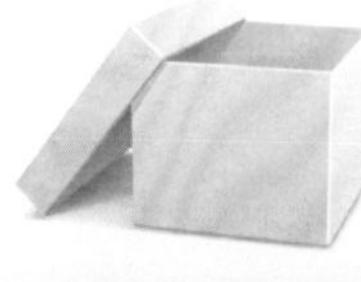

Übung 7 | Zum sicheren Ort mit der Kraft-Quellen-Karte

Themen: Finden eines sicheren Ortes, Stabilisierung
Setting: Einzeltherapie (Erwachsene und Kinder ab ca. 8 Jahren)
Information: Einen inneren sicheren Ort zu kennen, stellt nicht nur für die meisten Menschen Schutz und Sicherheit dar, er gilt auch in der Traumatherapie als ein wichtiges Element der Stabilisierung (REDDEMANN, 2001). Diese Übung, unterstützt und erleichtert das Erleben der Imagination durch das Finden einer passenden Kraft-Quellen-Karte[3]

Anleitung:
Den Klienten bitten:
- eine Kraft-Quellen-Karte auszusuchen, die ihn zu seinem inneren sicheren Ort führen kann,
- für folgende Imagination sich auf diese Weise einzustimmen:
  Die Karte betrachten, dann die Augen zu schließen und in achtsamer Weise den Atem beobachten, tief zu atmen.

Imagination:

Stellen Sie sich vor, in die Landschaft / in das Bild hineinzugehen. Sie gehen weiter, einen Weg entlang, weiter, bis Sie zu einem Ort kommen, an dem Sie sich ganz sicher und geborgen fühlen können. Es ist ein Ort, der nur Ihnen allein gehört. An dem Sie frei von belastenden Gedanken und Sorgen sind.
Wie sieht dieser Ort aus? Nehmen Sie sich Zeit und gestalten Sie sich den sicheren Ort, wie Sie wollen. Prüfen Sie, wie Sie sich an dem Ort fühlen. Prüfen Sie, ob Ihnen das, was Sie sehen können, gefällt, -wenn nicht, dann ändern Sie etwas.
Prüfen Sie, ob das, was Sie hören können, Ihnen gefällt, wenn nicht, dann ändern Sie etwas.
Prüfen Sie auch, ob die Temperatur dort angenehm ist.

---

[3] Siehe die Arbeit mit den Kraft-Quellen-Karten (Kapitel 3)

Prüfen Sie, ob es dort Gerüche gibt, die für sie angenehm sind, wenn nicht, dann ändern Sie etwas.
Nehmen Sie an diesem Ort mit Ihrem Körper eine Haltung ein, in der Sie sich wohlfühlen.
Wenn noch etwas fehlt, verändern Sie es so, bis es ganz stimmig für Sie ist.
Möchten Sie an diesem Ort allein sein, oder möchte Sie ein hilfreiches Wesen oder einen liebevollen Begleiter dorthin einladen?
Wenn Sie jemanden einladen wollen, dann stellen Sie sich hierfür bitte eine Fantasiefigur vor. Jemand, der Ihnen als Fantasiewesen, Hilfe, liebevolle Unterstützung geben kann.
Wenn Sie nun spüren können, dass Sie sich sicher und geborgen fühlen, dann können Sie mit sich eine Körpergeste und ein Wort vereinbaren. Diese Geste und das Wort können Sie immer, wenn Sie möchten, zurück zu diesem sicheren Ort führen.
Rücknahme: Den Klienten bitten, wieder die Augen zu öffnen und seine Aufmerksamkeit auf den Raum zu lenken.

Auswertung:
Den Klienten berichten lassen, was ihm wichtig war, ihn anregen, dies in einem Bild festzuhalten. Die Kraft-Quellen-Karte kann mitgegeben werden, um in Kontakt mit dem inneren sicheren Ort zu bleiben.

CD-ROM

Material: Papier, Stifte, Kraft-Quellen-Karten (Material-CD)

Ähnliche Übungen/Literatur: REDDEMANN, L. (2001).

Übung 8 | Meine Bindungen und Unterstützer

Themen: Die Wahrnehmung lenken auf Helfer und Unterstützer in der Lebensgeschichte und in der aktuellen Situation
Setting: Einzeltherapie
Vorbereitung: Die Grafik (Unterstützersysteme) von der Material-CD ausdrucken

Anleitung:

Den Klienten bitten:

- den eigenen Namen in den mittleren Kreis der Grafik zu schreiben,
- in der Lebensgeschichte zurückzugehen in die Kindheit, sich Zeit zu nehmen, sich in diesen Lebensabschnitt hineinzudenken,
- Helfer und Unterstützer aus dieser Zeit in die äußeren Kreise einzuzeichnen. (Nähe / bzw. Abstand zum eigenen Namen symbolisiert die Bedeutung des Unterstützers für den Klienten),
- in der Lebensgeschichte weiterzugehen, erst in die Schulzeit, Jugendzeit usw., sich Zeit zu nehmen, sich in diese Lebensabschnitte hineinzudenken,
- wieder Helfer und Unterstützer aus diesen Zeiten in die Kreise einzuzeichnen und dabei wieder den passenden Kreis je nach der Bedeutung des Unterstützers wählen,
- sich an Helfer und Unterstützer in der aktuellen Situation zu erinnern (in den Bereichen Familie, Arbeit, Freizeit), diese wieder in die passenden Kreise einzuzeichnen,
- sich Zeit zu nehmen, das Bild zu betrachten.

Auswertung:

Den Klienten berichten lassen, was ihm auffällt, wenn er das Bild betrachtet.

Material: Grafik: Unterstützersysteme (Material-CD), Stifte

Unterstützungssysteme

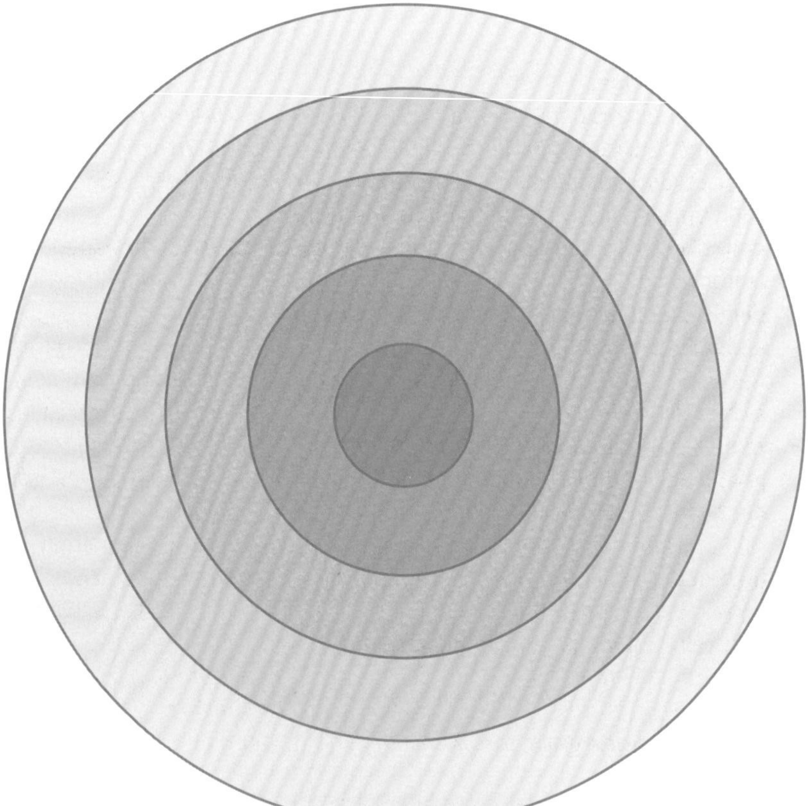

Übung 9 | Der innere Beobachter

Themen: Gefühls- und Verhaltensbeobachtung
Setting: Einzeltherapie
Information: Der innere Beobachter ermöglicht die Beobachtung und die Distanz zu Gefühlen / Verhalten und ihre Regulation.

Anleitung:
Den Klienten bitten:
- sich eine angenehme Szene aus seinem Leben vorzustellen und aus der Beobachterposition (3. Person) zu erzählen,
- sich vorzustellen, dass die Szene auf einem Bildschirm zu sehen ist,
- einen guten Moment als Standbild festzuhalten,
- jetzt die Szene zu verändern, noch angenehmer und schöner zu machen,
- die Szene wieder als Standbild festzuhalten,
- danach sich eine schwierige Situation im Leben vorzustellen und aus der Beobachterposition (3. Person) zu erzählen,
- sich vorzustellen, dass die Szene auf einem Bildschirm zu sehen ist,
- sich ein Standbild von einem wichtigen Moment vorzustellen,
- jetzt die Szene zu verändern, dass sie einen besseren Verlauf nimmt,
- die bessere Situation wieder als Standbild festzuhalten.

Auswertung:
Den Klienten von seinen Erfahrungen berichten lassen und folgende Fragen zu stellen: „Wie ist es, der Regisseur des eigenen Lebens zu sein? Wie ist es, wenn die Erfahrungen korrigiert/verändert werden? Können Sie sich vorstellen, sich in bestimmten Situationen zu beobachten, ihre Gefühle wahrzunehmen und dann zu handeln?

Ähnliche Übungen, Literatur: SIGNER-FISCHER, S. (2009)

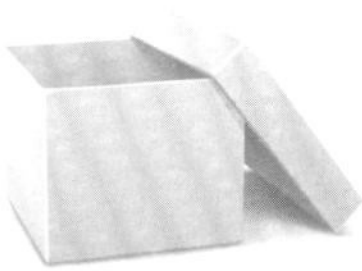

Übung 10 **Wurzeln und Entwicklung als Bild einer Blume (Pflanze, Baum)**

Themen: Die eigenen Wurzeln und Entwicklung nachvollziehen
Setting: Einzel- oder Gruppentherapie

Anleitung:
Den Klienten bitten,
- die Augen zu schließen und in achtsamer Weise den Atem beobachten, tief zu atmen
- sich nach folgender Anleitung die Wurzeln, die eigene Entwicklung in Gestalt einer Blume/Pflanze, Baum zu gestalten,
- danach sich als eine Blume/Pflanze oder Baum zu malen.

Imagination:

Stellen Sie sich als Blume, Baum oder Pflanze vor.
Achten Sie zuerst auf Ihre Wurzeln. Wie sind sie in der Erde verankert?
Was sind Ihre Wurzeln? Woher kommen sie? Wie können Ihnen Ihre Wurzeln Kraft geben, Sie stärken, ernähren, versorgen?
Sie wachsen heran. Wie war Ihre Entwicklung? Was hat Ihnen geholfen, zu wachsen und sich weiterzuentwickeln? Was hat Sie gestärkt und Ihnen Kraft gegeben?
Was hat Sie behindert und gestört?
Haben Sie in Ihrer Entwicklung Blüten getragen?
Konnten Sie in Ihrer Entwicklung Früchte tragen?
Lassen Sie sich Zeit, Ihre Blume (Baum, Pflanze) zu gestalten.
Ist es auch wichtig, sie zu schützen?
Wie wird sie weiterhin gut genährt? Versorgt?
Was kann ihr Kraft geben?
Wie kann sie sich weiterentwickeln?

Rücknahme: Den Klienten bitten, wieder die Augen zu öffnen und seine Aufmerksamkeit auf den Raum zu lenken.

Auswertung:
Gemeinsam das Bild betrachten, über die Wurzeln, die Entwicklung und Entwicklungsmöglichkeiten sprechen.

Übung 11 | **Hoffnung**

Themen: Die Hoffnung und die Veränderungsmotivation stärken
Setting: Einzel- oder Gruppentherapie

Anleitung:
Den Klienten bitten,
- die Augen zu schließen und in achtsamer Weise den Atem beobachten, tief zu atmen,
- sich auf folgende Imagination einzulassen.

Imagination:

> Das Wetter klart auf:
> Kennen Sie das? Der Himmel ist durch graue Wolken vollkommen bedeckt, es wirkt so als würden sich die Wolken gar nicht bewegen. Eine trübe Stimmung. Und dann reißen die Wolken doch plötzlich auf. Es entstehen Lücken, der Himmel hat blaue Tupfen, und sogar die Sonne scheint etwas durch – ganz unerwartet, plötzlich, heller, freundlicher, leichter. Erinnern Sie sich an einen solchen Wetterumschwung? Wie fühlt sich das an? Wie reagiert der Körper darauf? Die Stimmung? Wann war es mal in Ihrem Leben so? Unerwartet leichter? Heller, freundlicher? Was bedeutet das für Ihr Vertrauen und Ihre Zuversicht? Wann sind diese schon mal so ähnlich verändert worden? Plötzlich, unerwartet, doch noch, besser, leichter, glücklicher ...

Rücknahme: Den Klienten bitten, wieder die Augen zu öffnen und seine Aufmerksamkeit auf den Raum zu lenken.

Auswertung:
Den Klienten bitten, folgende Fragen zu beantworten:
„Was verändert sich, wenn Sie sich jetzt erinnern? Was löst das aus? ...“

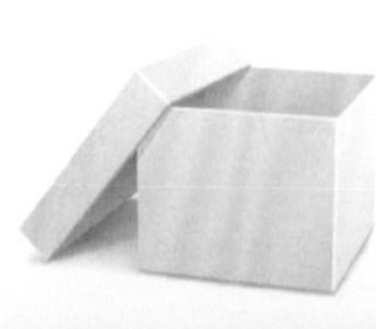

Mögliche Ergänzung:
Eine Kraft-Quellen-Karte (oder eine andere persönliche Postkarte, ein Bild) aussuchen lassen, die zu dieser Stimmung passt, sie ausdrucken und als Anker für Hoffnung mitgeben.

Material: Kraft-Quellen-Karten (Material-CD)

CD-ROM

Übung 12 | **Erinnern**

Themen: Lenken auf stärkende Erfahrungen, Bewusstmachen von Bewertungen und alternative Bewertungen unterstützen
Setting: Einzel- oder Gruppentherapie (Erwachsene)

Anleitung:
Den Klienten bitten:
– folgende Fragen zu beantworten:
  „Welche Ereignisse in Ihrem beruflichen/schulischen Leben, haben Ihnen das Gefühl von Stolz und Selbstvertrauen gegeben? Welche in Ihrem privaten Leben?
  Welche Eigenschaften oder Merkmale schätzen Sie an sich selbst? Welche Ihrer Eigenschaften und Verhaltensweisen waren für andere schon hilfreich? Womit haben Sie anderen besonders gut getan? Wann wurden Sie schon geschätzt und wofür?“

Auswertung:
Den Klienten bitten, auf Neues und emotional Bedeutsames zu achten.

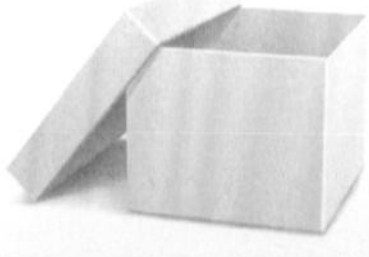

Übung 13 | „Glanz im Auge von …“

Themen: Bestätigungserfahrungen erinnern, ungenutzte und unentdeckte Erinnerungen nutzen, Erinnerungen fördern, an Menschen, die wichtig waren, bestätigend und ermutigend
Setting: Einzel- oder Gruppentherapie (Erwachsene)

Anleitung:
Den Klienten bitten:
- sich in einer entspannten und achtsamen Haltung an Situationen zu erinnern, in denen er „der Glanz im Auge“ von jemandem war,
- sich zu erinnern, wie froh, dankbar, glücklich er dann über das Dasein und Verhalten war,
- kurz darauf zu achten, wo er dann am ehesten Erleichterung verspürt,
- sich diesen Blick spüren zu lassen,
- zu beobachten, was er auslöst (kinästhetisch, emotional, kognitiv und im Verhalten).

Auswertung:
Den Klienten nach dem emotional Bedeutsamen zu fragen.

Ähnliche Übungen/Literatur: PEICHL, J. (2007)

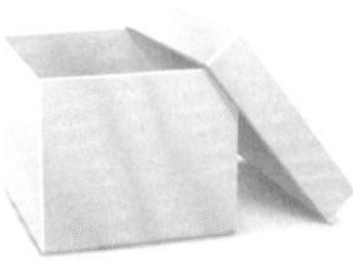

Übung 14 | **Geschichte der Stärken**

Themen: Perspektivwechsel, die Lebensgeschichte als Geschichte von Stärken, positive Erinnerungen fördern
Setting: Einzel- oder Gruppentherapie (Erwachsene)

Anleitung:
Den Klienten bitten:
- auf einem großen Blatt Papier die Lebensgeschichte in Stationen darzustellen (wie eine Reise, eine Wanderung, eine Fahrt auf einem Fluss...),
- sich folgende Fragen zu beantworten: „Wo gab es Erlebnisse, die schön, stärkend, unterstützend, bestätigend waren? Welche Menschen waren dabei?“

> Beim therapeutischen Malen ist es hilfreich, wenn der Therapeut animiert, nicht beim Strichmännchen-Malen zu bleiben, wenn er Wertschätzung für das Bild ausdrückt, wenn das Malen und das Besprechen in zwei unterschiedlichen Räumen stattfinden kann.

Auswertung:
Mit dem Klienten besprechen, was auffällt, und Herausarbeiten der emotionalen Reaktion.

Material: Papier, Stifte

Übung 15 | **Album der Stärken**

Themen: Ressourcenorientierung, Stärkung, Verankerung
Setting: Einzel- oder Gruppentherapie (Erwachsene)

Anleitung:
Den Klienten bitten:
- imaginär oder real ein „Album“ anzulegen,
- Material, Worte, Fotos, Erinnerungsstücke ... zu sammeln, die an Menschen erinnern, die positiv, wichtig, hilfreich, anregend, unterstützend für die eigene Entwicklung waren,
- diese in ein Album zu kleben,
- es zu betrachten, sich hineinzuversetzen in die Gefühle.

Auswertung:
Den Klienten beschreiben lassen, welche Empfindungen sich einstellen, wo sie im Körper verankert sind?

Material: Album, Fotos (eventuell Kraft-Quellen-Karten) (Material-CD) o.ä. CD-ROM

Übung 16 | Poesie-Album

Themen: Bearbeitung der Selbstbeschreibung, Fördern positiver Selbstverbalisationen, Nutzen verschiedener Modalitäten zur Erlebnisaktivierung
Setting: Einzel- oder Gruppentherapie (Erwachsene)

Anleitung:
Den Klienten bitten:
- ein Buch über sich selbst anzulegen (wie ein Poesie-Album),
- sich zu fragen. „Was würde in einem solchen Album über mich drin stehen?“
- dann sich auf das folgende Rollenspiel-Interview (mit Mikro) zur Förderung des Bewusstseins über sich selbst einzulassen:
    - Therapeut: „Was soll ich fragen, damit ich etwas über Sie erfahre? ... Was tun Sie gerne?“, „Was würde jemand aus Ihrer Familie, der Sie mag/mochte, in das Poesie-Album eintragen?“
    - Zur Begleitung: „Was denken Sie, wie wirken Sie auf einem Video von diesem Interview?“
- Fotos mitbringen lassen und mit der Frage bearbeiten: Wem ähneln Sie? Wie und worin wirkt sich das aus? Wer mag das?...“
- Imagination: „Was ich einmal erleben oder machen würde.“

Auswertung:
Den Klienten nach emotional bedeutsamen Reaktionen fragen, die positiven Gefühle im Körper verankern. Als Hausaufgabe: Betrachten des Buches.

Material: Album/Kladde, Fotos

Ähnliche Übungen/Literatur: SIGNER-FISCHER, S. (2009)

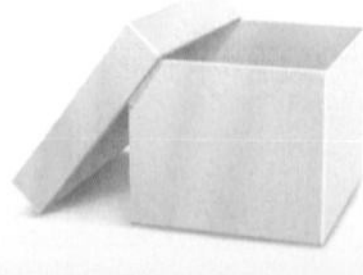

Übung 17 | **Selbstbewertung**

Themen: Kennenlernen und Identifizieren von Hintergründen bei der Selbstbewertung
Setting: Einzel- oder Gruppentherapie (Erwachsene)

Anleitung:
Den Klienten bitten und fragen:
- sich auf einen Satz (selbst ausgesprochen oder vom Therapeuten vorgesprochen) einzulassen: „Ich achte und liebe mich, so wie ich bin, voll und ganz!“
- zu beobachten, was sich innerlich für eine Reaktion bildet,
- wie ist die Reaktion? (mindernd, relativierend, vergleichend, abwertend, fordernd, strafend),
- einen typischen Satz daraus zu bilden,
- eine Körperhaltung dazu einzunehmen,
- einen Namen für die Quelle dieser Bewertung zu finden,
- den Erfahrungshintergrund zu beleuchten (Kennen Sie diese Stimme? Eine Situation, in der Sie sich so bewertet gefühlt haben?).

Auswertung:
Mit dem Klienten besprechen. „Was ist neu, interessant, emotional bedeutsam?“

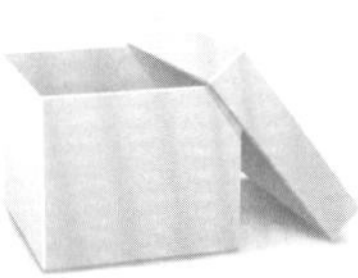

Übung 18 | Ich-Ideal

Themen: Internalisierte Erfahrungen und Vorstellungen darüber, wie ein Mensch sein sollte; Balance von Anreiz und Belastung
Setting: Einzel- oder Gruppentherapie (Erwachsene)

Anleitung:
Den Klienten bitten:
- eine Aufstellung mit Symbolen oder Stühlen dazu zu machen, welche inneren Faktoren (Stimmen, Bewertungen, Gefühle wie Stolz und Zufriedenheit) einen positiven Selbstwert (Vorstellung einer konkreten Situation mit diesem Empfinden) begleiten,
- eine weitere Aufstellung dazu zu machen, was einen negativen Selbstwert begleitet (z. B. Scham, Schuld),
- eine Aufstellung zu „ich, mein Selbstwert im Hier und Jetzt“ und dazu „Ich und mein Ideal“ (Abstand, Position) zu machen,

Möglich sind Erweiterungen: Assoziationen zu dem Ich-Ideal (welche Werte sind darin zentral? Wer und was fällt dazu ein? Darstellen lassen (mit Symbolen, Stühlen oder durch Malen).

> In diesen Aufstellungen ist es wirkungsvoll und erlebnisaktivierend, je nach Bereitschaft und Fähigkeit des Patienten, Positionen durch das Einnehmen des Platzes wirken zu lassen; auch Perspektiven, Blickwinkel, die Wirkung der Konstellation zu erfragen; Bezüge zwischen den verschiedenen Aufstellungsthemen herzustellen, indem nach inneren Reaktionen und Impulsen gefragt wird; Veränderungsmöglichkeiten anzudeuten, indem nach Wünschen und Impulsen gefragt wird; gleichzeitig ist es jederzeit möglich, auf Hintergründe, emotionale Bedeutungen und erinnerte Erfahrungen einzugehen, was Vorrang haben sollte.

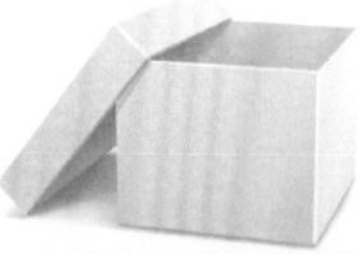

Auswertung:
Den Klienten im Prozess begleiten und die emotionale Bewegung erfragen, Raum und Zeit dafür geben, auf Reaktionen und Impulse des Patienten eingehen.

Material: Stühle, Platzhalter, Symbole

Ähnliche Übungen/Literatur: VARGA von KIBED, M., SPARRER, I. (2009)

Übung 19 | **Innere Antreiber**

Themen: Erkunden, Erfahren und Bearbeiten von inneren Anteilen (Regeln, Bewertungen, Erwartungen)
Setting: Einzel- oder Gruppentherapie (Erwachsene)

Anleitung: Wenn im Gespräch eine störende oder belastende Bewertung auftaucht:
Den Klienten bitten:
- sich auf einen neuen Stuhl zu setzen, dem zu erkundenden Anteil gegenüber (der Therapeut setzt sich dazu, ggfs. auch neben den Patienten- 2-Stuhl-Technik (siehe Kap. 2.6.)),
- den Teil zu interviewen: „Was machst Du? Wie heißt Du? Was willst Du? Was ist Dein Motiv? Wo kommst Du her?“ ...,
- mit Abstand zu diesem „Interview“ folgende Fragen zu beantworten: „ Wann war dieser Anteil schon mal hilfreich? Wann hat er das Leben erschwert? Wie alt waren Sie, als Sie ihn kennengelernt haben? Was möchten Sie als Erwachsener damit tun? Welche Argumente wollen Sie vorbringen?“

> Es geht darum, zwischen inneren und äußeren Anforderungen und den eigenen Bedürfnissen zu unterscheiden. Eine eigenständige Position muss häufig erst erarbeitet werden und löst sich von einem trotzigen Gegenteil allmählich und wird ein selbstbestimmtes Argument.

Auswertung:
Den Klienten nach den emotional bedeutsamen und neuen Aspekten fragen und diese wertschätzen.

Material: Stühle

Ähnliche Übungen/Literatur: Grundübung aus der Gestalttherapie; Arbeit mit Persönlichkeitsanteilen siehe Kap. 2.6.1.

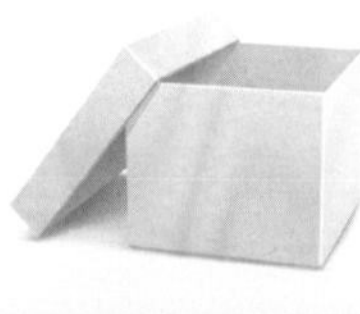

Übung 20 | Wertvorstellungen

Themen: Kennenlernen und distanzieren von Werten, überprüfen und abwägen, aneignen als eigene Leistung und Verantwortung
Setting: Einzel- oder Gruppentherapie (Erwachsene)

Anleitung:
Den Klienten bitten:
- auf einem großen Blatt Papier (Flipchart) alle Werte, die aktuell und bei dem angesprochenen Thema wichtig sind, aufzuschreiben (brainstorming).
- Alternative:
- Lebensbereiche vorsortieren (Familie, Partnerschaft, Freundschaften, Hobbies, Beruf, Gesundheit, Sinn) und auswählen und dann die Werte den Bereichen zuordnen.

Auswertung:
Den Klienten fragen, welche Werte als positiv erlebt werden, welche der Patient am liebsten loslassen würde. Den Satz aussprechen lassen: „Ich will ..., ich möchte nicht mehr so...“.

Material: Papier

Übung 21 | **Selbstwert malend verändern**

Themen: Perspektivwechsel, Stabilisierung, Disidentifikation, Selbst-Akzeptanz fördern, Veränderungsimpulse klären und stärken
Setting: Einzel- oder Gruppentherapie (Erwachsene und Kinder ab ca. 8 Jahren)

Anleitung:
Den Klienten bitten:
- eine für den Selbstwert problematische Situation zu malen,
- sie anhand des Bildes zu beschreiben,
- eine Geschichte über jemand anderes daraus zu machen (es war einmal ...),
- Vertiefung: Gemeinsam zu überlegen, was diese Person in dieser Situation braucht,
- dies in das Bild bringen, hinein oder übermalen oder 2. Bild malen.

> Beim therapeutischen Malen ist es hilfreich, wenn der Therapeut schönes und einladendes Material anbietet (keine Bunt-/Bleistifte, große Papierbögen) und wenn er animiert, keine Strichmännchen zu malen, nicht vorzumalen und nicht wegzumachen, was einmal gemalt wurde – höchstens ein Blatt drauflegen oder etwas übermalen.
>
> „die Hände wissen schon, was sie malen wollen....es geht hier nicht ums Können oder bewertet Werden, sondern ums Ausdrücken und Empfinden"
>
> Es unterstützt, wenn der Therapeut Wertschätzung für das Bild ausdrückt, es ggfs. gut lagert und aufbewahrt.
>
> Und wenn das Malen und das Besprechen in 2 „Räumen" stattfindet, gibt es Struktur für die Kontexte.

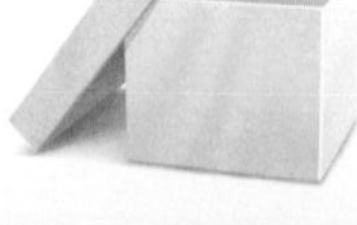

1. Schritt: „Bitte malen Sie jetzt die Situation, um die es geht.“ Der Therapeut bleibt in der Nähe, beschäftigt sich nicht mit anderen Aufgaben und sorgt für den zeitlichen Rahmen.
2. Schritt: Vor dem Bild sitzend besprechen, was der Patient gemalt hat.
3. Schritt: Besprechen, wie der Prozess des Malens war (Phasen, Erlebnisse).
4. Schritt: Eine Geschichte daraus machen und erzählen lassen („hier sieht man einen Menschen, der ...“, „es war einmal ...“).
5. Schritt: Während des Geschichte Erzählens - zu Besonderheiten darf der Therapeut Rückmeldungen oder Eindrücke beitragen („mir fällt auf ...warum ist das so? ... das wirkt auf mich, wie ...“).
6. Schritt: Eine Überschrift für das Bild finden lassen.
7. Eventuell erweitern: Was würde die Person in dem Bild brauchen? (hinein malen, mit einem Zusatzblatt hinzufügen, auswerten ...).
8. Unterschrift auf der Rückseite mit Datum (Klären, was mit dem Bild geschehen soll).

Auswertung: Was ist dazu noch zu sagen?
Öffnen für Veränderungen und Schützen vor Enttäuschungen (... Im Märchen sind oft 3 Durchgänge desselben nötig, bevor etwas Neues auftaucht ...).

Material: Papier, Farben, Stifte

Ähnliche Übungen/Literatur: EGGER, B. (2001)

Übung 22 | **Bewertungen verflüssigen**

Themen: Rigide und strenge Selbstbewertungen und Einstellungen hinterfragen und flexibler machen, Mut aufbauen
Setting: Einzel- oder Gruppentherapie (Erwachsene)

Anleitung:
Den Klienten bitten:
- folgende Fragen zu beantworten:
  „Was könnten Sie noch schlimmer bzw. negativer an sich finden? Wie müsste es sein, dass Sie noch unzufriedener mit sich wären? Wie werden Sie das mit zeitlichem Abstand, z. B. in einem Jahr bewerten? War schon einmal etwas ähnlich schwierig für Sie wie das, und Sie haben es schon einmal bewältigt? Woran würden Sie jemanden erinnern, der in diese Situation gerät? Was würde jemand zu Ihnen sagen oder für Sie tun, den Sie für kreativ halten und schätzen? Gibt es noch etwas ganz anderes, was jetzt wichtig ist?“

Auswertung:
Den Klienten fragen, welche emotionalen Reaktionen aufgetaucht sind, und was sie bedeuten.

Ähnliche Übungen/Literatur: Fragentechnik aus der systemischen Therapie

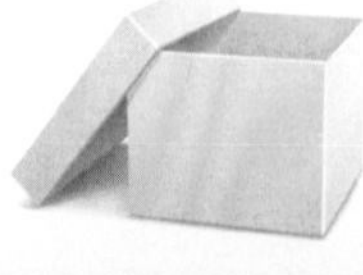

Übung 23 | **Schuldgefühle bearbeiten**

Themen: Bearbeiten von Selbstvorwürfen, Abwertungen, rigiden Normen, erkennen, hinterfragen, disidentifizieren, Fördern einer wohlwollenden Haltung
Setting: Einzel- oder Gruppentherapie (Erwachsene)

Anleitung:
(Eventuell diese Übung in einzelne Schritte unterteilen)
Den Klienten bitten:
- beim Auftauchen von Selbstvorwürfen/Schuldgefühlen/Verpflichtungsgefühlen:
- diesem „Teil" einen Platz im Raum zu geben (eventuell mit Stuhl symbolisiert),
- einen Beobachter-Platz zu suchen und einzunehmen,
- den anklagenden Teil zu fragen: „Was ist die Anklage?",
- nachzufragen, bis die Vorwürfe konkret vorliegen,
- hier innezuhalten: „Was löst das aus?" (ursprüngliche Gesprächssituation wieder aufsuchen),
- nächster Schritt in sokratischem Dialog:
- Was erwartet dieser „Ankläger"?

> Sokratischer Dialog:
> Dem Betroffenen soll die Art seiner Tätigkeit bewusst gemacht werden, d.h., sie sollen wissen, warum sie etwas so und so tun. Sokrates strebt an „erkenne Dich selbst!". Durch die Logik des Handelns und neutrale untersuchende Fragen soll erreicht werden, dass der Klient ein bewusst Handelnder wird, der die Regeln seiner Tätigkeit kennt und der sein eigenes Handeln begreift.

Setting: Interviewer und Interviewter auf 2 neuen Stühlen, Ankläger auf 3. Stuhl, um ihn in bestimmten Fällen fragen zu können; Auswertung in ursprünglichem „Therapie-Setting".

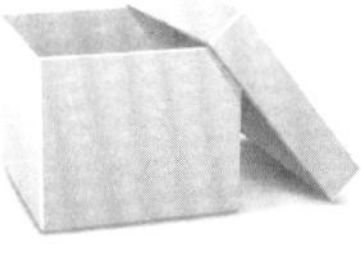

- Z. B. „Was ist die Anklage? ... gab es einen Augenblick/mehrere Augenblicke der Schuld? Wo und wie existieren diese Augenblicke noch? ... welche Norm oder Erwartung steckt hinter diesem Vorwurf? ... würde diese Norm auch bei einem anderen Menschen, bei einem bekannten Kind angewendet? ... warum bei sich selbst? ... wozu soll dieser Vorwurf führen? ... welche Chance besteht, die Schuld abzutragen? ... wie sieht der übliche Versuch aus? (Selbstabwertung, sich weigern, gut mit sich umzugehen, ein eigenes Leben zu führen ...)?"

Begleitende Auswertung: was war neu, interessant? Emotionale Reaktionen?

Bei hartnäckiger Problematik:

Identifikation des lebensgeschichtlichen Hintergrundes des Introjektes:

- Auf einer Flipchart typische Situationen benennen; typische Selbstvorwürfe als kurzen Satz formulieren; diesen Satz mit einer Körperhaltung ausdrücken; die Assoziation zu älteren Erfahrungen, die dazu einfallen, erfragen; Herausarbeiten des Motives zur bestehenden Bemühung, die alten Vorhaltungen noch in sich anzuwenden (Hoffnung auf das späte Erreichen der Liebe?).
- Alternativ oder anschließend: aus der Beobachter-Perspektive fragend „angenommen, diese Person klammert sich an seine Schuldgefühle. Was könnte sie davon haben? ... wovor schützt das womöglich? ..."

Auswertung:

Welche Erfahrungen konnten Sie während der Übung machen? Welche Impulse gibt Ihnen das?

Material: Stühle, Flipchart

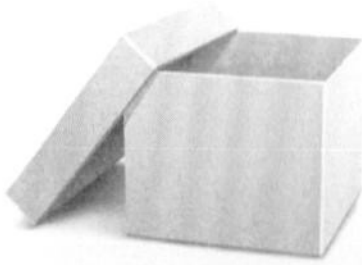

3. Selbstfürsorge

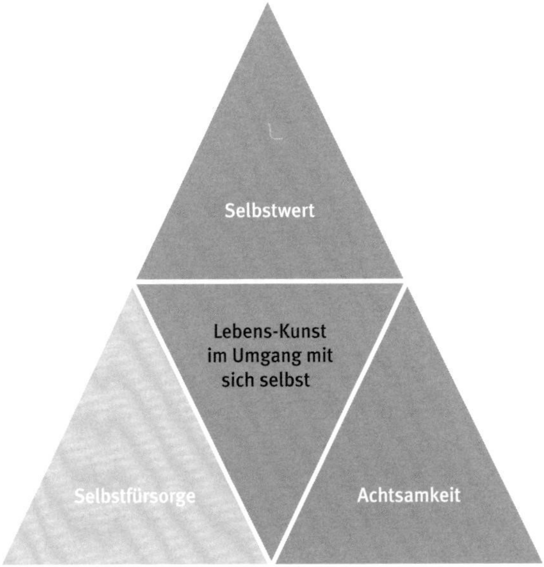

Schon antike Philosophen kamen auf den Begriff der Selbstsorge (epiméleia heautou, Aspasia, Sokrates und Platon; vgl. SCHMID 2007), als sie nach einer Ethik des Umganges mit sich selbst suchten.

Selbstfürsorge und Selbstzuwendung sind aktuelle Begriffe, die aus verschiedenen therapeutischen Kontexten stammen und gefüllt werden.

Aber auch als gewendeter Zusammenhang (selfcare) in der Untersuchung von chronisch Belastendem und den gesundheitlichen Folgen (Dauerstress, Burnout) ist Selbstfürsorge bekannt (BRENTRUP 2002, 2003). Gerade Burnout ist auch im Hinblick auf Gesundheitsberufe und spezifisch für Psychotherapeuten untersucht worden. Burnout steht für die Beobachtung, dass Helfen chronisch belastend für die Helfer sein kann.

3.1 Selbstfürsorge-Strategien (auch) für Psychotherapeuten

Selfcare ist in diesem Zusammenhang ein Begriff, der zu einer präventiven Strategie des Selbstmanagements von PsychotherapeutInnen einlädt. Selbstsorge beschreibt eine allgemeine Einstellung zu Hilfe und Wandel („die Sorge um sich“ und „Selbstmächtigkeit“)), die die Eigenverantwortung und Kompetenzen betont (FOUCAULT 1986; GUSSONE, SCHIEPEK, 2000). Dies geschieht im Gegensatz zum Verständnis von Hilfe, als notwendigerweise expertendefiniertes Angebot aufgrund von (Hilfs-)Bedürftigkeit.

Selfcare ist die ressourcenorientierte Wendung, die sowohl zeitlich nach einer „Welle“ in den 70ern als auch inhaltlich eine Wende in der Beschäftigung mit den berufsbedingten Problemen darstellt: weg vom Beklagen, hin zum Suchen nach Nützlichem.
Selbstsorge greift, wie oben beschrieben, weiter. FOUCAULT (1986) hat Selbstsorge in seiner kritischen Auseinandersetzung mit der gesellschaftlichen Entmündigung von Bürgern definiert. Hier ist sie als eine spezifische Haltung des Helfens gemeint, die die Autonomie der Hilfsbedürftigen wie die der Helfer betont.

Selbstsorge ist zwar kein systemischer Begriff, aber doch verwandt, indem er sich an einem Meta-Modell für Veränderung orientiert: Veränderung als eine reflexive Art, sich um die eigene Existenz zu kümmern; Therapeuten in einer Rolle als Förderer und Ermöglicher selbstorganisierender Prozesse. Hier gibt es viele Verbindungen zu artverwandten Begriffen (Strukturdeterminiertheit, Autopoiesie, Selbststeuerung nichttrivialer Systeme).

Selbstsorge, so verstanden, gibt Anhaltspunkte für Prävention für Helfer, aber eben auch für die Wirksamkeit durch das Modellsein und (Mit-) Erzeugen von Suchrichtungen bezüglich des Zustandekommens von Hilfe (Ressourcenorientierung). Den Kommunikationsbedingungen in der therapeutischen Beziehung und den darin enthaltenen Freiheitsgraden für alle Beteiligten kommt große Bedeutung zu.

Woher kommt der Präventionsgedanke für Psychotherapeuten?
Das Phänomen des „Ausbrennens“ als Folge eines langfristigen, zermürbenden Entwicklungsprozesses wird in mehreren Zusammenhängen beschrieben (Paarkonflikte, Arbeitslosigkeit, Frauen-spezifische Biographien,

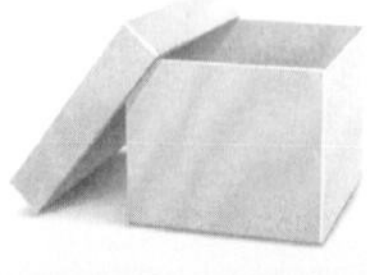

Management, vgl. FENGLER 1991). BURISCH (1988) hat 36 Berufsgruppen genannt, bei denen Burnout berichtet wird. Es handelt sich v.a. um Berufe und Rollen, von denen Hilfe und emotionale Zuwendung erwartet wird. Burnout wird als Reaktion auf in der Arbeit erfahrene Beanspruchung definiert. Damit sind nicht nur Rückzug (innere) Kündigungen, Minderung der Leistungsfähigkeit, Ausfallzeiten, sondern auch Störungen der psychophysiologischen Arbeitsfähigkeit gemeint. Allgemein ist die Balance zwischen Engagement und Verausgabung sowie die Beachtung der Sorge um das eigene Wohlbefinden betroffen.

Versuch einer Definition:

- Burnout – Zustand/Anzeichen eines Ungleichgewichtes zwischen Arbeitsleistung und Arbeitszufriedenheit; Tendenz zur Lösung durch mehr desselben (Engagement, Pflichtbewusstsein, u. a.); Chronifizierung/ Wiederholung von negativen Erfahrungen, (Selbst-) Attribuierungen mit der Folge physischer und seelischer Erschöpfung

Symptomatisch werden genannt:

- Gefühl der Wirkungslosigkeit
- schwindendes Engagement
- Zynismus
- Depressivität
- Erschöpfung und Arbeitsunlust
- Schuldgefühle und schlechtes Gewissen
- Zurücknahme von Kontakten
- Rückgang der Immunabwehr

Dazu kann man sich Burnout als sich aufschaukelnden Prozess vorstellen:

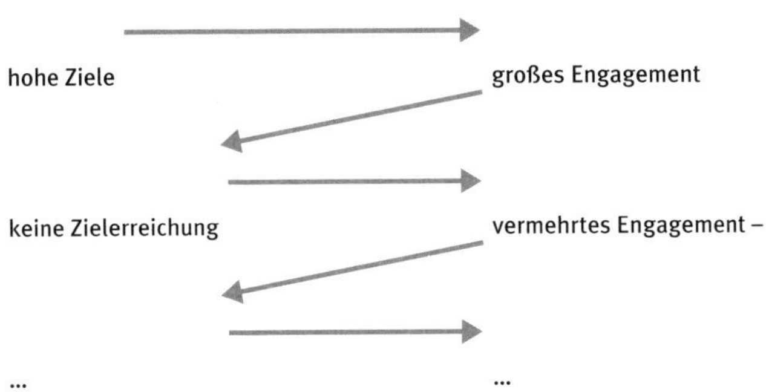

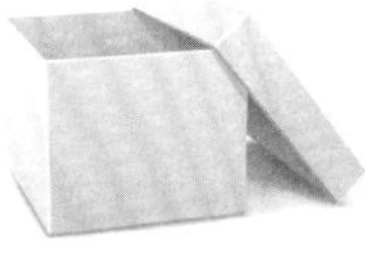

Ein Zugang kann die Untersuchung von prägenden Vorerfahrungen für die Berufswahl und bei der Entwicklung der Berufsauffassung und der –ausübung sein. Hier spielen entsprechend Erfahrungen und Muster im Zusammenhang mit dem familiären Umgang mit Helfen und Hilflosigkeit, Sorge und Fürsorge, Macht und Kontrolle, Anerkennung, Übernahme von Verantwortung, dem Umgang mit Belastung eine Rolle (vgl. REICH 1982).

Das sog. **Helfersyndrom** konzentriert sich auf die These, nach der besonders Menschen, die die eigene Hilflosigkeit abwehren und leugnen, in helfende Berufe gehen. Dort kann es ihnen dann gelingen, die eigene Hilfsbedürftigkeit in das Gegenüber zu projizieren. Die (erwartete und gebrauchte) Abhängigkeit und Dankbarkeit der Umsorgten stellt eine kompensatorische Ich-Aufwertung dar.

Der Ansatz des sog. **Überengagements** (FREUDENBERGER 1974) geht von einer Typisierung aus, in der diese Gruppe, pflichtbewusst und engagiert zu viel, zu lange und zu intensiv arbeitete. Als typische Gründe werden eine Kombination von innerem und äußerem Druck sowie Defiziten im persönlichen Umfeld („Arbeit als Zuhause“) genannt.

Ein anderer Ansatz bedient sich des Konzeptes der **gelernten Hilflosigkeit.** Wenn Menschen beginnen, die Ursachen von Misserfolgen und bedeutsamen negativen Lebensereignissen in ihnen liegend (internal) und weitgehend unveränderlich (stabil) sowie als allgemeingültig (global) zu interpretieren, führt das zu depressiven Verstimmungen, Störungen des Selbstwertgefühls und einer Senkung des Aktivitätsniveaus.

Aus kommunikationspsycholgischer Sicht kann **Hilfe paradox** wirken (Zimmer 1983). Helfen kann übergehen in Fremdkontrolle und damit Unselbständigkeit eher fördern als abbauen. Der Therapeut kann nicht nicht beeinflussen, aber je mehr der Klient den Erfolg auf den Therapeuten und dessen Kompetenz zurückführt, desto unselbständiger und abhängiger bleibt er.

Gesellschaftskritische Ansätze verstehen Burnout als **Entfremdungsphänomen** in einer Lebensrealität, die keine wirkliche Sinnhaftigkeit des Helfens erlaubt. Helfer sind damit überfordert, Widersprüche und Modernisierungsfolgen auszugleichen.

Ermüdung kann auch als Folge der verkannten Versuche, Macht auszuüben, verstanden werden. Demnach möchten manche Helfer helfen als Gegenteil zum Machtausüben verstehen. Da psychosoziale Praxis aber immer in einem gesellschaftlichen Kontext auch soziale Kontrolle ist, werden die Widerstände und Probleme falsch eingeordnet und der vorhandene Einfluss geleugnet und nicht nutzbar eingesetzt (GUSSONE, SCHIEPEK 2000).

In der christlich-abendländischen Tradition ist Sorge um und vorrangig für sich selbst nahe an etwas Unmoralischem. Die „gute" Alternative ist die pastorale Macht „der Kümmerer", die scheinbar selbstlos fürsorglich sind. Pastoralmacht setzt nicht auf Selbstsorge der Klienten sondern auf die Bereitschaft, sich „dem Hirten zu öffnen und auszuliefern" (KEUPP 2000). Gemeinsam entwickelte implizite wie explizite Annahmen über Hilfe, können auch als Burnout-fördernde Grundüberzeugungen im Arbeitsfeld existieren. Diese Sichtweisen liegen der angewendeten Haltung und Methodik zugrunde. Solche Behandlungsparadigmen können eine sehr wirksame Rolle spielen. Z. B. kann es sehr schwer sein, wenn man sich den Klienten als Träger eines Merkmals („das ist die Sucht", „die frühe Störung") vorstellt, womit man ihn weniger als Person mit Fähigkeiten und Eigenverantwortung betrachten kann. Je mehr daraus geschlussfolgert wird, sich nicht an den Zielen und Ressourcen der Klienten orientieren zu können, sondern dass Experten-Kontrolle und -verantwortung gefordert sind, desto belastender wird die Arbeit meist werden (BRENTRUP 1992).

Anleitung zum Burnout (hier beispielhaft für Psychotherapeuten)
Um einen Burnout-Prozess so schnell und effektiv wie möglich zu erzeugen, hat jede/r seine eigenen Rezepte. Möglicherweise lassen sich auf diesem Wege die eigenen Ressourcen auch leichter finden. Also: Stellen Sie sich vor, Sie sollten möglichst ohne Umwege und Verzögerung heute alles so einrichten, dass es in einem Zustand mündet, den Sie als „ausgebrannt" kennen oder beschreiben, was müssten Sie dafür tun?

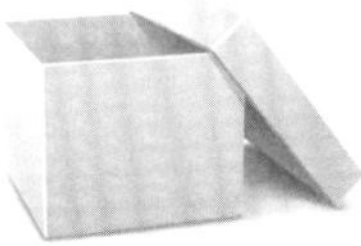

Wer noch ein paar Anregungen braucht, kann hier welche finden:

1. *Helfen ist harte Arbeit! Dafür braucht man nichts, was einen ablenken könnte. Investiere nicht auch noch Energie in eine angenehme Atmosphäre in Deinem Arbeitszimmer. Warum solltest Du schließlich den Hauptteil des Tages in einer schönen und attraktiven Umgebung verbringen?*

2. *Glaube fest daran, dass ein Erfolg allein von Dir abhängt! Und daran, dass Du in jedem Fall erfolgreich sein kannst. Wenn Fortschritt und Veränderungen ausbleiben, liegt es also ausschließlich an Dir! Versuche Deine Klienten davon zu überzeugen, dass sie bei niemand sonst etwas Hilfreiches finden können, das ist schließlich auch illoyal! Nimm nie Hilfe an! Überforderung und Hilflosigkeit sind Gefühle für schwache Menschen! Aus diesen Gefühlen kann nichts Gutes entstehen, lehne sie ab!*

3. *Arbeite viel und lange, besonders auch abends und an Wochenenden. Wer gerne hilft und gebraucht wird, arbeitet natürlich auch an Feiertagen.*

4. *Schwere Fälle sind gerade richtig für Dich! Mache ruhig drei bis vier hintereinander. Wer ein echter Helfer ist, denkt natürlich auch in seiner freien Zeit über die schweren Schicksale nach. Das Abendessen, ein Gespräch mit dem/der PartnerIn oder nachts um drei Uhr sind gute Gelegenheiten, in vertrackten Fällen nach Lösungen zu suchen.*

5. *Ein Urlaub im Jahr reicht aus, falls unbedingt nötig! Nimm aber auf jeden Fall genügend Fachliteratur mit und rufe regelmäßig in der Arbeitsstelle an, um sicherzugehen, dass keine Notfälle Deine Präsenz erfordern.*

6. *Bleib Deiner Schule oder Arbeitsrichtung treu! Gehe nicht davon aus, dass andere Arbeitsansätze Dir etwas bieten könnten. Versuche möglichst geradlinig nach einer Methode zu arbeiten.*

7. *Achte vor allem auf die Defizite Deiner Klienten. Denn es geht darum, diese genau zu erkennen und immer wieder hervorzuheben, um sie zu bearbeiten. Ressourcen und Stärken, die Du möglicherweise erkennst,*

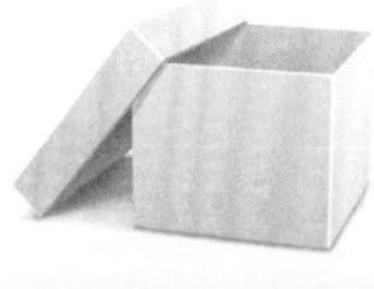

sind sicher nicht zuverlässig oder sogar nur ein Abwehrmuster. Lass es nicht zu, dass Deine Klienten eigene Ideen entwickeln oder an schnelle Lösungen glauben. Achte darauf: sie wollen sicher Deine Autorität und Interventionen sabotieren und unterlaufen. Stelle Dich darauf ein, dass echte Therapie immer nur eine sehr lange und zähe Arbeit ist.

8. *Private Interessen sind natürlich zweitrangig für einen echten Helfer! Du solltest sie auf ein unbedingt nötiges Maß einschränken. Deine Klienten benötigen Deine Energie und Zeit dringender! Und es ist ja sowieso nur richtig befriedigend, wenn du jemand geholfen hast.*

9. *Strebe nach Perfektion, suche den/die vollkommene/n PartnerIn, auch wenn es Dein ganzes Leben dauert. Gib Dich nicht damit zufrieden, einfach ein Mensch zu sein.*

10. *Glaube nicht wirklich an die Möglichkeit zum Wandel! Bleib skeptisch und freue Dich ja nicht zu früh, wenn sich ein Klient positiv über seine Entwicklung äußert. Sei nicht so oberflächlich und weise Dank für Hilfe und Freude zurück. Sei nicht neugierig, ob etwas gut gegangen ist und genieße das nie als persönlichen Erfolg sondern höchstens als Zufall.*

CD-ROM

Hilfreiche Haltungen und Menschenbilder

FOUCAULT (1986) untersuchte u. a. das Helfen aus soziologischer Sicht und forderte, Helfen nicht mehr in der Tradition der sog. Pastoralmacht („fürsorgliche Belagerung") zu definieren (s. o.). Die Sorge um die eigenen Ressourcen soll nicht mehr als Widerspruch zur Förderung von Menschen gelten (Motto: Mitgefühl ist unmoralisch, wenn man nicht mitleidet). Er definiert es als allgemeine Aufgabe des Menschen, die Sorge für den eigenen Lebensstil zu übernehmen. Daraus folgt, dass wer gut für sich sorgt, auch gut andere Menschen dabei unterstützen kann, ihr Leben in die eigenen Hände zu nehmen. Dieser Ansatz regt die Arbeit von Helfern mit sich selbst und den eigenen Ressourcen an.

Auch der Umgang mit dem Thema Macht und Verantwortung kann und soll sich dadurch verändern. Angehörige von helfenden Berufen lehnen nach dieser sog. Pastoralen Helfereinstellung die eigene Macht ab, weil sie damit v.a. Manipulation und Unterdrückung assoziieren. Für ein flexibles, wirksames und sensibles Handeln erscheint es aber hilfreicher, eine bewusste Verantwortungsübernahme und Machtgebrauch („machen") zu eröffnen und zu erlauben. Therapeuten sind sehr häufig in der Position, dass sie den Verhaltensspielraum ihrer Patienten einschränken können, mit Sanktionen drohen oder drohen könnten. Hier liegt ihre Macht, ob sie wollen oder nicht (vgl. SIMON, WEBER 1988). Unsere Erfahrung lässt uns annehmen, dass die Gefahr eines Machtmissbrauches umso größer ist, je mehr der Therapeut seinen Erfolg/sein Glück vom Verhalten seiner Patienten abhängig macht. Burnout-Reaktionen gehen deshalb auch oft in die Richtung einer grenzverletzenden, zynischen und vorwurfsvollen Haltung.

Grundannahmen über das Wesen der Störungen und Probleme, mit denen die Menschen zu uns kommen, deren Entstehung und Veränderbarkeit beeinflussen also unser Beziehungsangebot und Ausfüllen unserer Rolle. Wir halten eine respektvolle Haltung der Selbstorganisationsfähigkeiten den Klienten gegenüber für angebracht und hilfreich. Eine solche Haltung orientiert sich an den Motivationen und Erklärungen der Klienten (Kundenorientierung), ohne sie zu übernehmen, und geht von der Selbstverantwortlichkeit der Klienten bei der Weiterentwicklung (Autopoiese, Ressourcenorientierung) aus (vgl. SCHLIPPE, SCHWEITZER 1998, S. 116 ff.).

Wie kann ich einen Prozess des Self-care in Gang setzen?

Bei der Beschäftigung mit diesem Bereich bin ich auf das verhaltenstherapeutische Konzept der euthymen Therapie gestoßen (LUTZ 1996). Sinnigerweise kommt dieser Baustein v.a. aus der Arbeit mit süchtigen Menschen. Als Genussregeln werden hier definiert:

1. Nimm Dir auch Zeit für Spaß, Freude und Genuss!
2. Warum sollte es Dir nicht erlaubt sein, das es Dir gut geht?
3. Achte darauf, dass Dein Wohlergehen genug Aufmerksamkeit bekommt! (nicht nebenher)
4. Weniger ist oft mehr ...
5. Du darfst ausprobieren und aussuchen, was Dir gut tut ...
6. Lass' Dich Erfahrungen machen. Nutze Deine Sinne!
7. Genießen kannst Du immer und überall – alltäglich.

Um an dem Oberplan für „Selbstfürsorge" zu arbeiten, geht es zunächst um das Erlauben von Freude, Stolz und Wohlbefinden (welche Probleme, Lebensskripte, Überzeugungen stehen dem im Wege?).

Insgesamt soll die Aufmerksamkeit für Selbstzuwendung neu fokussiert werden. Das Einüben positiver Selbstkommentierungen sowie das sich den positiven Emotionen stellen lernen (wie verhindert man ein Lob?) wird vorbereitet. Im Umgang mit Frustrationen wird gefördert, die negativen Erfahrungen zu umgrenzen („dieses Verhalten war in dieser Situation unpassend“) und die Positiven zu generalisieren („ich bin in Ordnung“).

Für das Selbstmanagement als Therapeut erscheint es uns genauso wichtig, wie bei Klienten, für Positiva Zeit und Raum zu schaffen. Z. B. indem ein bestimmter Zeitabschnitt geplant wird (Ausklingen des Tages), die Tagesstruktur angepasst wird (Pausen, kurze Unterbrechungen, Wichtiges vom weniger Wichtigen trennen, Routinen abbauen, Bewegung, Entspannung), im Verlauf einer Woche die Trennung von Arbeit und Freizeit ausgleichenden Charakter bekommt (Freunde, Hobbies, Genuss ...) und eine langfristige Planung die heutigen Belastungen relativieren hilft (Urlaube, langfristige Entwicklungsdauern, Schritt für Schritt-Methode).

3.2 Ansätze aus dem Coaching und Selbstmanagement

Lustvoll arbeiten will gelernt sein – deshalb gehört zu den Ansätzen aus dem Coaching auch die Reflexion und Förderung von Motivation, des erlebten Sinns und Wertes der Arbeit, des „richtigen“ Anspruchsniveaus, von Belastungsausgleichen, eines positiven Umgangs mit Misserfolgen, der Art der Selbstorganisation und des Zeitmanagements sowie der eigenen Karriereplanung.
Hier nur ein paar Ideen:

- Ist es erlaubt (s. o.), dass **Arbeit Spaß** machen kann? Oder steht sie für den „Ernst“ des Lebens, den man erleiden muss?
- Welche **Perspektiven** bietet mir meine Arbeit? (Sicherheit, Image, Leistung/Anerkennung/Unabhängigkeit ...)
- **Motivation**stiefs überwinden, sich selbst begeistern: Was hilft dabei, sich zu motivieren? Z. B. „gute“ Tage im Kalender markieren; Fehler/Schwächen erlauben; kleine Schritte ermöglichen mehr Erfolgserlebnisse; Aufgaben verstehen (für erfolgreiche Etappen/Aufträge sorgen); Balance zwischen Routine und Herausforderung; Gleichgewicht immer wieder herstellen – sich Zeit für sich nehmen; sich selbst belohnen; Rückmeldungen einholen; Abstand und Humor wiederfinden.

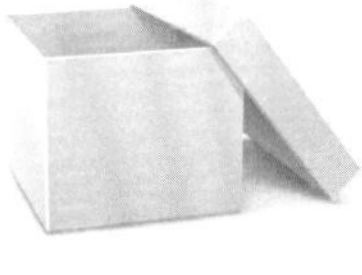

- stresserzeugende **Denkmuster** überprüfen (übliche verallgemeinernde Aussagen im „immer, nie, alle, keiner ...-Stil“ auflisten und nach möglichem Gewinn und vermutlichem Schaden gewichten; Beispiel: Ich schaffe das nie – Gewinn: Muss mich nicht mehr anstrengen ... Schaden: Erfahre nie, ob ich es nicht doch geschafft hätte ...; sich in Bescheidenheit üben (nicht nach Perfektion streben, sich nicht ausruhen auf bisherigen Fortschritten, nicht glauben, dass man schon alles „weiß“); sich selbst bilanzieren und Rechenschaft ablegen; Stärken/Schwächen erkennen und die Energie in die Stärken stecken;
- sich gut selbst **organisieren**: Rituale; Arbeitskultur; Pausen;
- „Zeitdiebe“ herausfinden; **Zeitpläne** überprüfen; A-, B- und C-Prioritäten einführen; Pufferzeiten einplanen; Checklisten/Routinen entwickeln; persönliche Leistungskurve berücksichtigen; Unerledigtes sichtbar machen; Arbeiten delegieren; Erfahrungen anderer nutzen; aus Fehlern lernen; Wichtiges von Unwichtigem trennen; für ein äußerliches Ende der täglichen Arbeit sorgen ...
- **Belastungsausgleich** (Kuchendiagramm mit Einteilung von Anteilen für Beruf, Familie, Zeit für sich – Zentrum freilassen als Reserve; soziale Kontakte; Balance zwischen (körperlicher/geistiger) Anstrengung und Erholung; Kontraste suchen und kultivieren; Urlaub ...)

Exkurs:

3.2.1 Selbstfürsorge und das Paradox der Selbstoptimierung

Psychische Erschöpfung und Burnout sind ein aktuelles Top-Thema der Medien. Die darauf aufbauenden „Eigeninitiativpredigten und Selbstverwirklichungsangebote“ tragen leider allzu oft mit dazu bei, dass eine Dynamik der Selbstüberforderung angeschoben wird (BÖCKELMANN 2011). Dahinter steht meist ein bestätigter Anspruch der totalen Kontrollier- und Steuerbarkeit der Lebensführung und der einseitige Wunsch nach Optimierung von Fähigkeiten zur besseren Anpassung (Fortschrittsgläubigkeit).

Damit solche Übungen nicht allein zu einer erhöhten Verwertung menschlicher Potentiale zum Zwecke der Leistungssteigerung führen, ist es wichtig, die persönlichen Ziele und ihre Verbindung mit den gefühlten Bedeutungen zu reflektieren. Auch Therapeuten, Coaches und Fortbilder brauchen eine Sensibilität dafür, wann es menschlicher und würdevoller wäre, solche Absichten zu hinterfragen und in Frage zu stellen.

Es geht eben nicht um neue Antreiber und Pflichten (Aktionismus aus Angst oder schlechtem Gewissen) sondern um ein in Kontaktkommen mit erlebbaren Bedürfnissen (Innehalten und Nachspüren). Und ein Finden von Einverständnis mit sich selbst, von mehr Selbstbestimmung statt besserem Funktionieren.

Insofern sind auch unsere Übungsideen nur im Rahmen einer entsprechenden Haltung hilfreich.

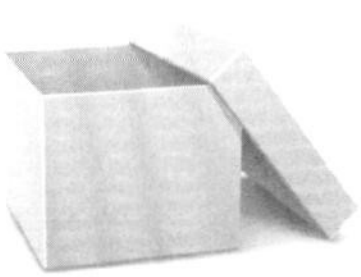

3.3 Erlebnisaktivierende Übungen

Übung 24 | Wohlfühlen in verschiedenen Situationen

Themen: Erkennen, welche Aktivitäten gut tun, mit der Idee, diese stärker in die Lebensplanung zu integrieren
Setting: Einzel- und Gruppentherapie

Anleitung:
Den Klienten bitten:
- den persönlichen Wohlbefindlichkeitsgrad in den genannten Situationen. (0 = kein Wohlbefinden; 1 = sehr gering; 2 = gering; 3 = zufriedenstellend; 4 = deutlich; 5 = sehr starkes Wohlbefinden) anzukreuzen,
- sich nach dem Ankreuzen zu überlegen, was er gern noch in dieser Woche ausprobieren möchte.

CD-ROM

Situationen, die Wohlbefinden auslösen können	0	1	2	3	4	5
Die Sonne auf der Haut spüren						
Auf einer Hängematte (oder einer Liege) im Schatten liegen						
Blumen riechen						
Eine Katze oder einen Hund streicheln						
In einem Restaurant etwas Besonderes essen						
Ein kurzer Mittagsschlaf						
Zukunftspläne schmieden						
Eine warme Dusche						
Singen						
Gemeinsam spazieren gehen						

Situationen, die Wohlbefinden auslösen können	0	1	2	3	4	5
Bei einem Spaziergang alleine seinen Gedanken nachhängen						
Tanzen						
Einen Cocktail trinken						
Ein Gedicht lesen						
Tagebuch schreiben						
Joggen						
Anregende Gespräche führen						
Fremde Menschen anlächeln						
Einkaufen gehen						
Fotografieren						
In Ruhe Zeitung lesen						
Barfuß laufen						
Sich massieren lassen						
Schwimmen						
Zärtlichkeit						
Urlaubspläne schmieden						
Musik hören						
Nachrichten (SMS) verschicken und empfangen						
Aus dem Fenster schauen						
Beten oder Meditieren						
Körperübungen machen						
Ein spannendes Buch lesen						
Eine neue Sprache lernen						
Kuscheln						
Sich schön machen						

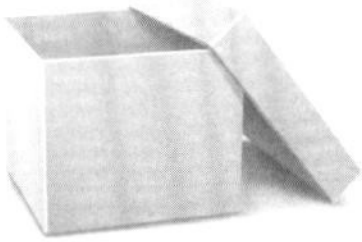

Auswertung:
Mit dem Klienten besprechen, auf welche angenehmen Aktivitäten er durch die Liste aufmerksam wurde und was er ausprobieren möchte.

Material: Grafik: Wohlfühl-Situationen (Material-CD)

Mögliche Ergänzung: Eine Kraft-Quellen-Karte auswählen, die für eine Aktivität zum Wohlfühlen stehen kann, der sich der Klient mehr widmen möchte. Diese Karte für ihn ausdrucken, damit er sie als Anker für sein Vorhaben mitnehmen kann.

Material: Kraft-Quellen-Karten (Material-CD)

Übung 25 | Positiv Tagebuch

Themen: Den Blick auf die Aktivitäten lenken, die in der letzten Woche positiv bewertet wurden, mit der Idee, diese stärker in die Lebensplanung zu integrieren
Setting: Einzel- und Gruppentherapie

Anleitung:
Den Klienten bitten:
- täglich das zu notieren, was ihm gut tat, dabei auch auf Kleinigkeiten zu achten,
- den Freudegrad zu bewerten.

CD-ROM

Datum	Was war gut?	Freudegrad (1–5)

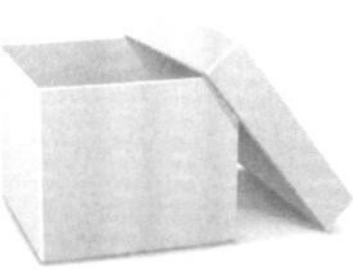

Auswertung:
Besprechen, welche Aktivitäten gut taten und was den Klienten abhalten könnte, diese mehr in seine Lebensplanung zu integrieren.

Material: Grafik: Positiv Tagebuch (Material-CD)

Ähnliche Übungen/Literatur: REDDEMANN, L. (2004)

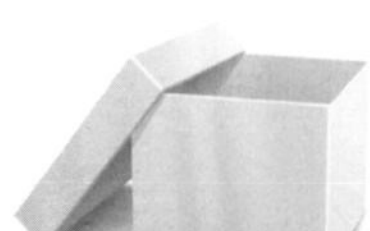

Übung 26 | Zufriedenes Dasein

Themen: Den Blick auf die Bereiche Zufriedenheit, Wohlbefinden und Entspannung zu lenken und diese stärker in die Lebensplanung zu integrieren
Setting: Einzel- und Gruppentherapie

Anleitung:
Den Klienten bitten:
– nachfolgende Fragen zu beantworten:

- Wie stelle ich mir ein zufriedenes Dasein vor?
- Was verstehe ich unter Wohlbefinden?
- Wie kann ich mich entspannen?
- Wie kann ich häufiger Pausen einlegen?
- Welche neuen Entspannungsmöglichkeiten möchte ich ausprobieren?
- Was möchte ich in der Zukunft intensiver genießen?
- Welche persönlichen Entwicklungschancen möchte ich nutzen?
- Was verstehe ich unter Gesundheit?
- Was verstehe ich unter Glück?

Auswertung:
Mit dem Klienten besprechen, welche Lebensregeln ihm erlauben und welche es ihm schwer machen, ein zufriedenes Dasein zu erleben.

Material: Fragebogen: Zufriedenes Dasein (Material-CD)

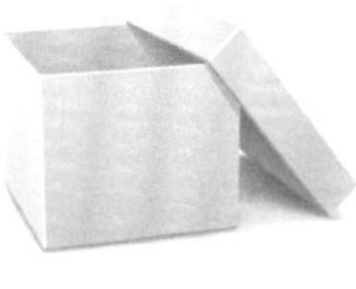

Übung 27 | Entlastung/Belastung

Themen: Den Blick auf die Bereiche: Belastung, Entlastung richten, Entlastungsmöglichkeiten finden
Setting: Einzel- und Gruppentherapie

Anleitung:
Den Klienten bitten:
- in nachfolgende Kreise Belastungen und Entlastungen (wie Pizzateile) einzutragen,
- danach in einem Wunschbild Belastungen und Entlastungen einzutragen.

CD-ROM

Belastungen:

Was führt zur Belastung?
Wie groß sind die Belastungen?

Entlastungen:

Was führt zur Entlastung?
Wie groß sind die Entlastungen?

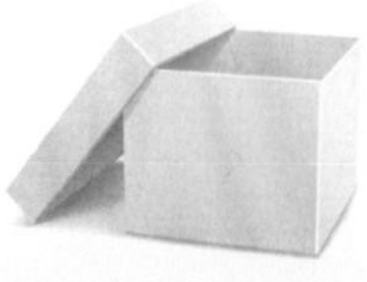

Wunschbild:

Wie sehen Ihre Wunschbilder in Bezug
auf Belastung und Entlastung aus?

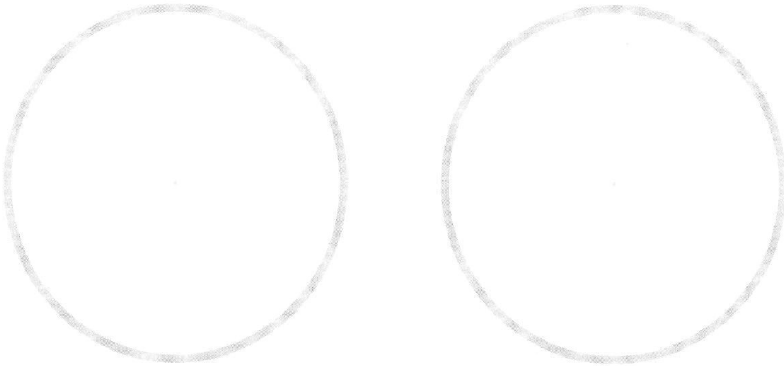

Auswertung:
Mit dem Klienten besprechen, wie eine Annäherung an das Wunschbild möglich wäre.

Material: Grafik: Belastungs-und Entlastungskreise (Material-CD)

Ähnliche Übungen, Literatur: BRENTRUP, M., GEUPEL, B. (2011)

Mögliche Ergänzung: Eine Kraft-Quellen-Karte auswählen, die für eine Entlastung stehen kann, der sich der Klient mehr widmen möchte, diese Karte für ihn ausdrucken, damit er sie als Anker für sein Vorhaben mitnehmen kann.
Material: Kraft-Quellen-Karte (Material-CD)

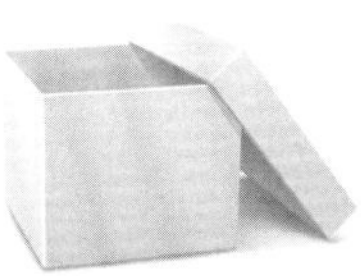

Übung 28 | **Meine Freizeitaktivitäten**

Themen: Bewusstmachen der Gestaltung der Freizeit, den Blick auf Freude und Genuss lenken sowie auf die soziale Komponente der Freizeit
Setting: Einzel- oder Gruppentherapie

Anleitung:
Den Klienten bitten,

- sich in achtsamer Weise auf sich zu besinnen, ruhig zu atmen,
- sich Zeit zu nehmen, darüber zu reflektieren, wie er seine Freizeit verbringt,
- sich mit folgenden Bereichen zu beschäftigen: Freizeit und Entspannung (wie? z. B. Ausruhen, Musik hören, Entspannungsatmen, Naturerleben) Freizeit und Hobbys? (welche? z. B. Sport, Musik, Kultur, Kreativität, Reisen, Tiere u. a.),
- mit unterschiedlichen Farben zu markieren, ob er die Freizeitaktivitäten allein oder mit Freunden/Familie verbringt,
- in den nachfolgenden Kreis die Freizeitaktivitäten einzuzeichnen in Form von Pizzastücken (ein großes Stück symbolisiert einen Bereich, dem er viel Bedeutung/Zeit zukommen lässt).

CD-ROM

Material: Grafik: Freizeitkreis (Material-CD)

Auswertung:
Mit dem Klienten besprechen, wie zufrieden er mit seinem Freizeitverhalten ist, ob er etwas verändern möchte.
Mögliche Ergänzung: Eine Kraft-Quellen-Karte auswählen, die für den Bereich stehen kann, dem der Klient mehr Beachtung/Zeit widmen möchte, diese Karte für ihn ausdrucken, damit er sie als Anker für sein Vorhaben mitnehmen kann.

Material: Kraft-Quellen-Karte (Material-CD)

Übung 29 | **Balance der Lebensbereiche**

Themen: Impulse für die Reflexion der Prioritätensetzung und Energieverteilung
Setting: Einzel- oder Gruppentherapie (Erwachsene)

Anleitung:
Den Klienten bitten:
- sich in einen Zustand der Ruhe und Entspannung zu bringen,
- sich mit den folgenden Fragen möglichst wenig wertend zu beschäftigen:
- (eventuell in einem Tortendiagramm aufmalen lassen)

> - Wie viel Raum in % nehmen folgende Bereiche aktuell in Ihrem Leben ein (von 100)?
> - Beziehungen und Partnerschaft?
> - Leistung und Arbeit?
> - Körper und Gesundheit?
> - Meine Werte und Sinn?

Auswertung:
Was war neu oder wichtig?

Material: Papier und Stift

Ähnliche Übungen/Literatur: DREXLER, G. (2006)

Übung 30 | **Grenzen ziehen können und dürfen**

Themen: Ideen und Impulse für die Selbstfürsorge
Setting: Einzel- oder Gruppentherapie (Erwachsene)

Anleitung:
Den Klienten bitten:
– sich auf eine Imagination einzulassen:

- Fällt Ihnen jemand ein, der in letzter Zeit eine Grenze gezogen hat, und Sie fanden das berechtigt und gut?

- Kann es sein, dass Sie anderen einen anderen Wert / ein anderes Recht zuschreiben, als sich selbst?

- Stellen Sie sich vor, dass Sie sich in einem Lichtkreis befinden, der Sie schützt und abgrenzt. Stellen Sie sich vor, dass alle anderen auch diesen Kreis und Schutz haben.

Auswertung:
Wie ist der Gedanke, dass alle Menschen gleich viel wert sind?
Dass wir niemandem schaden können, wenn wir uns abgrenzen?

Ähnliche Übungen/Literatur: REDDEMANN, L. (2004).

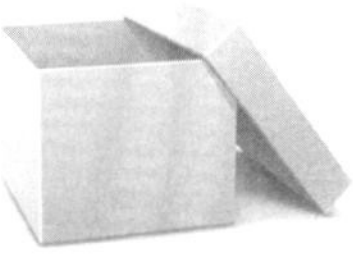

Übung 31

Mein Schatz

Themen: Einüben und Nutzen einer selbstfürsorglichen Haltung; Krisenintervention
Setting: Einzeltherapie (Erwachsene und Kinder ab ca. 8 Jahren)

Anleitung:
Den Klienten bitten:
– ein Kästchen für einen persönlichen Schatz zu finden und schön zu gestalten.

> „Betrachten Sie dieses schöne Kästchen als ruhigen Pol in ganz schwierigen Zeiten; in ihm finden Sie das, was Ihnen hilft, zu Ihrer Ruhe und Gelassenheit wieder zurückzufinden; alles, was darin ist, erinnert Sie daran, wofür es sich lohnt, und woran Sie glauben, wenn es Ihnen gut geht.
> Beispiele:
> ... Fotos von lieben Menschen (auf der Rückseite stehen die positiven Ansichten dieser Personen über Sie),
> ... eine Telefonliste der Menschen, die Sie im Notfall anrufen wollen,
> ... Gegenstände, die Sie an wichtige und schöne Momente in Ihrem Leben erinnern.
> ...,
> Eventuell eine Kraftquellen-Karte benutzen ...

Auswertung:
Wie fühlt es sich an, wenn Sie so fürsorglich mit sich sein dürfen?
Welcher Platz ist für dieses Kästchen angemessen?

Material: Kästchen, Fotos, einige selbst ausgewählte Gegenstände, Kraft-Quellen-Karten (Material-CD)

Ähnliche Übungen/Literatur: ISEBAERT, L. (2009)

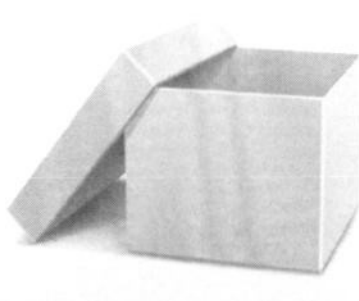

Übung 32 | **Der Körper weiß es!**

Themen: Reflexion von Haltungen und Einstellungen; Bewusstmachen von Belastungsfaktoren; Fokussierung von Wahrnehmungsprozessen und Empfindungen
Setting: Einzel- oder Gruppentherapie (Erwachsene)

Anleitung:
Den Klienten bitten:
– körperliche Haltungen einzunehmen und auszuprobieren:

- Bitte nehmen Sie eine Haltung ein, die ausdrückt, dass Sie
- ... ungeduldig
- ... unzufrieden
- ... unter Druck
- ... verpflichtet
- ... abwartend
- ... gelassen
- ... mitleidend
- ... begleitend sind
- ... was und welche Haltung fällt Ihnen selbst noch zu Ihrer beruflichen Situation bzw. einer gewünschten Zukunft ein?

Auswertung:
Welche Haltungen kennen Sie?
Welche war am angenehmsten, welche am unangenehmsten?
Welche Impulse geben diese Erfahrungen?

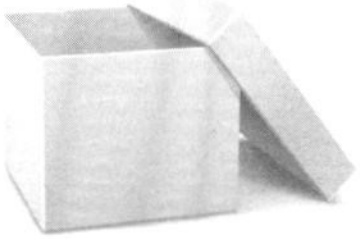

Übung 33 | Interview mit sich selbst

Themen: den Umgang mit sich selbst verbessern
Setting: Einzel- oder Gruppentherapie (Erwachsene und Kinder ab ca. 8 Jahren)

Anleitung:
Den Klienten bitten:
– sich vorzustellen, er würde von einem Interviewer folgende Fragen gestellt bekommen:

Fragen:

- Mit wem könnten Sie reden, wenn Sie mit Ihren Empfindungen nicht allein bleiben wollen?
- Welche Dinge in Ihrer Freizeit, haben nichts mit Ihrem Beruf zu tun?
- An welchen Tagen in der Woche können und wollen Sie (etwas) Sport treiben?
- Welche Nahrungsmittel tun Ihnen gut?
- Schätzen Sie ein, wie viele Stunden Schlaf Ihnen gut tun. Wann müssten Sie dann ins Bett gehen, um auf diese Stundenzahl zu kommen?
- Wenn Sie sich angenehm abgelenkt und entspannt fühlen, was hat dabei geholfen?
- Welche Pausen an diesem Tag, welche Auszeiten in dieser Woche, welcher Urlaub in den nächsten 6 Monaten wird Ihnen gut tun?
- Wann wollen Sie nicht erreichbar sein (per Handy, Internet, Telefon)?
- Welche Aufgaben können Sie in der nächsten Zeit abgeben?
- Welche Ressourcen und Möglichkeiten, die Ihnen gut tun, haben Sie?
- Welche Grenzen würden Ihnen helfen, wenn Sie sie akzeptieren?

- Gibt es religiöse oder spirituelle Erfahrungen, die Sie in letzter Zeit vernachlässigt haben?
- Woran können Sie sich erinnern, um zu glauben, dass es berechtigt ist, Hoffnung zu haben?

Auswertung:
Welche Fragen fanden Sie hilfreich?
Wie können Sie sich daran erinnern, wie Sie für sich sorgen wollen, und dabei locker bleiben?

Material: Papier und Stift
Interview mit sich selbst (Material-CD)

CD-ROM

Übung 34 | Tricks zur Verbesserung der Selbstfürsorge

Themen: Ideen und Impulse für die Selbstfürsorge
Setting: Einzel- oder Gruppentherapie (Erwachsene)

Anleitung:
Den Klienten bitten:
– sich Zeit für sich selbst zu nehmen, um Gefühle und Bedürfnisse besser kennenzulernen und Ideen zur Selbstfürsorge zu entwickeln.

CD-ROM

- Welchen Satz würde ich einer angestrengten, besorgten und gestressten Freundin/Freund sagen (... der auch Ihnen helfen könnte)?
- Sagen Sie sich 3 x am Tag ganz bewusst etwas Positives? (über Ihr Äußeres und Ihre Eigenschaften).
- Beschriften Sie Aufkleber und Postkarten mit positiven Botschaften an sich (und kleben Sie sie an besondere Stellen).
- An welche positiven Erlebnisse erinnern Sie sich gerne, suchen Sie sich ein Symbol für jedes und benutzen sie sie als Anker für das gute Gefühl.
- Kommen Sie am Ende des Tages mit einer Entspannungsübung zur Ruhe; schreiben Sie dann 3 positive Erlebnisse in Ihr Positiv-Tagebuch.
- Verabreden Sie sich selbst mit sich: verbringen Sie 2 schöne Abende mit sich selbst pro Woche.
- Tun Sie 1 x in der Woche bewusst eine Zeitlang nichts, als Handlung für die Selbstfürsorge.

Auswertung:
Je nach angewendeter Übung nach 1 Woche nachfragen, was sie bewirkt hat. Positive Wirkungen verankern, Wirkungslosigkeit bzw. negative Wirkungen untersuchen.

Material: Positiv-Tagebuch (Material-CD), Tricks zur Verbesserung der Selbstfürsorge (Material-CD)

Ähnliche Übungen/Literatur: BLITZ, E. (2010),

Übung 35 | **Bilanz ziehen**

Themen: Reflexion von Belastungen und Stärkendem (v.a. im Beruf)
Setting: Einzel- oder Gruppentherapie (Erwachsene)

Anleitung:
Den Klienten bitten:
- sich in einen Zustand der Ruhe und Entspannung zu bringen,
- sich mit den folgenden Fragen möglichst wenig wertend zu beschäftigen:

> - Bitte nehmen Sie sich jetzt Zeit, sich mit Ihrem Beruf und Ihrer Berufsausübung zu beschäftigen.
> - Bitte versuchen Sie sich darin zu sehen, wie von außen beobachtend.
> - Wie ist Ihre jetzige Bilanz im Geben und Nehmen?
> - Was veranlasst Sie, mehr zu geben, als für Sie gut ist?
> - Was „lädt Sie ein", was sind Ihre wunden Punkte, an denen Sie sich nicht gut abgrenzen können?
> - Was ist das Motiv, das Sie dann verfolgen?
> - Was bekommen Sie dafür, was ist der „Gewinn", trotz aller Lasten?
> - Geben Sie sich bitte gerade dann auch jetzt bewusst eine Wertschätzung für Ihre Leistung und den Sinn Ihres Tuns!

Auswertung:
Was war neu oder wichtig?
Gelingt es Ihnen, sich trotz eventueller Unzufriedenheiten bei der Bilanz, für Ihren Einsatz anzuerkennen?

3.4 Die Arbeit mit den Kraft-Quellen-Karten

Ein Beispiel für das Zusammenwirken der Förderung des Selbstwertes und der Selbstfürsorge

Übung 36 | Kraft-Quellen-Arbeit

Themen: Ressourcenaktivierung mit Hilfe von Bildkarten
Vorinformation: Ziel und Intention der Arbeit mit den Kraft-Quellen-Karten ist, dass Klienten mit Hilfe geeigneter Bilder unter Anleitung eines Therapeuten zu ihren eigenen Kraftquellen finden. Die Idee aus Bildern und Geschichten hilfreiche Kraftquellen zu entwickeln, entstand bei der Suche nach geeignetem Material, um willkürliches ressourcenaktivierendes Erleben bewusst und zur Selbstfürsorge und Problembewältigung nutzbar zu machen. Mit den Fotografien von Heinrich Koller[4] sind hierfür geeignete Bildvorlagen entstanden, die mehrere Jahre in der Praxis erprobt wurden.
Setting: Einzel-, Familien- oder Gruppentherapie/Supervision, Coaching, Beratung (Erwachsene und Kinder ab ca. 6 Jahren)

Anleitung:
Den Klienten bitten:
- aus den verschiedenen Bildkarten die Karte auszuwählen, die ihm besonders gut gefällt und beim Betrachten in ihm ein angenehmes Gefühl auslöst.
- die Karte in einer achtsamen Haltung zu betrachten und darauf zu achten, ob er beim Betrachten ein angenehmes Gefühl erleben kann. Tritt dies nicht auf, wird eine andere Karte ausgewählt.
- zu dem ausgewählten Bild seine Geschichten/seine Gedanken zu erzählen. Und so eine eigene Imaginationsgeschichte (Kraft-Quellen-Geschichte) zu finden.
- auf diese Fragen zu antworten:

„Warum haben Sie diese Karte ausgewählt? Was hat Sie angesprochen?"
(Frage nach der Inspiration durch das Bild)
„Stellen Sie sich vor, dass Sie an diesem Ort/in dieser Situation sind. Was würden Sie gern machen, damit es Ihnen dort richtig gut geht?"
(Frage nach der Aktivität)

[4] Informationen zum Fotografen unter: www.hk-os.de

„Was sehen, hören, riechen Sie, was möchten Sie berühren?“ (Frage nach den Sinnen)
„Sind Sie dort allein oder wer ist bei Ihnen?“ (Frage nach der sozialen Komponente)
„Wie fühlen Sie sich?“ (Frage nach dem inneren Gefühl – das Gefühl möglichst genau beschreiben lassen!)
„Was brauchen Sie noch, um aus dieser Situation Kraft zu schöpfen?“ (Frage nach den Ressourcen, die Kraft geben)
Es empfiehlt sich, zwischen den Fragen Pausen zu lassen und den Klienten Zeit zu geben, damit sie sich in die Situation intensiv hineinversetzen können Die Geschichte/die Gedanken werden während des Erzählens aufgeschrieben, dabei ist es wirkungsvoller, wenn sie in Präsens und aktiver Verbform formuliert werden.
Nach dem Aufschreiben der Geschichte den Klienten bitten:

- auf die Wirkung der Imagination zu achten, während sie vorgelesen wird und die Fragen zu beantworten:
- „Wird eine positive Stimmung und ein angenehmes Gefühl beim Hören der Imagination erlebt? Ist die Geschichte stimmig? Oder soll noch etwas verändert werden?“
- einen Titel für diese Geschichte zu suchen, der als Anker dienen kann, um sich wieder an die Kraft-Quelle zu erinnern.
- eine Verbindung zwischen der Kraft-Quellen-Geschichte und einem Anliegen (Problem) herzustellen, indem er beispielsweise folgende Fragen beantwortet: „Stellen Sie sich vor, dass Sie Ihre aktuelle Belastung/Ihr Problem in einer Hand halten. Wie schwer ist es? Während ich Ihnen Ihre Geschichte vorlese, achten Sie darauf, ob sich die Belastung anders anfühlt.“ Die Kraft-Quellen-Geschichte hilft bei der aktuellen Problembewältigung, wenn die Hand mit der Belastung nach oben geht, diese sich leichter anfühlt.

Auswertung:
Wenn die Klienten ihre Geschichte und das Bild/eine Kopie davon mit nach Hause nehmen, haben sie die Möglichkeit, das stärkende Gefühl zu reaktivieren. Diese Art der Selbstbeeinflussung ist eine gute Möglichkeit der Selbstfürsorge. Kraft ihrer Geschichten können die Klienten sich in eine bessere Stimmung versetzen, sich selbst Kraft geben und erleben, dass Belastungen dann leichter werden. Gleichzeitig lernen sie ihre eigenen (unbewussten) Ressourcen-Schätze kennen und können sie somit bewusst zur Selbstfürsorge nutzen.

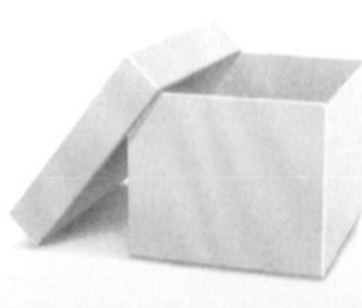

Weitere Anwendung:
In Familientherapien oder in der Gruppenarbeit/Supervision kann die Methode so genutzt werden, dass in der gemeinsamen Sitzung mehrere Kraft-Quellen-Geschichten entwickelt werden. Dadurch entsteht ein produktiver Austausch untereinander und ein besseres Verständnis für die Ressourcen und Wunschbilder der anderen.

Die Einbettung der Kraft-Quellen-Arbeit in den Prozess der Beratung/Therapie:
Die Kraft-Quellen-Arbeit ermöglicht es, Bewältigungsressourcen zu finden. Daher ist es sinnvoll, schon am Anfang eines Prozesses diese Imagination einzusetzen. Die Geschichten sollten nicht bewertet, sondern als eigene Leistung der Klienten gewürdigt werden. Es gibt keine Kontra-Indikation für diese Arbeit, wenn die Geschichte auf die hier dargestellte Art und in einer wertschätzenden inneren Haltung mit den Klienten entwickelt wird.
Die Geschichten ermöglichen eine Vorstellung von dem, was den Klienten gut tun würde. In der weiteren therapeutischen/beratenden Arbeit geht es dann unter anderem darum, dies auch für den Veränderungsprozess zu nutzen. Dies ist oft ein langwieriger Prozess. Es ist daher sinnvoll, diese Imagination mit dem verbundenen stärkenden Gefühl öfters im Laufe des Prozesses zu nutzen.
So können die Klienten beispielsweise jeweils vor dem Einschlafen an ihr Bild und ihre Geschichte denken, oder ein vertrauter Mensch liest die Geschichte vor. Erfahrungsgemäß erweitert sich der Zugang zu den eigenen Ressourcen im Laufe der Therapie/Beratung. Daher ist es günstig, zu einem späteren Zeitpunkt die Kraft-Quellen-Arbeit zu wiederholen und eine neue Geschichte zu gestalten.
Die Kraft-Quellen-Geschichte wirkt als Imagination. In manchen Fällen kann sie aber auch Anregung geben, sich eigene Wohlfühl- und Kraft-Orte in der nahen Umgebung zu suchen und dort direkt die damit verbundenen angenehmen Gefühle zu erleben. So kann diese Arbeit eine direkte Anregung zum selbstsorgenden Verhalten geben.
Die Arbeit mit Kraft-Quellen kann mit den verschiedenen Therapieformen verbunden werden und auch in der Beratungsarbeit eingesetzt werden.
Voraussetzung für eine sichere Gestaltung der Kraft-Quellen-Arbeit ist jedoch ein Ausprobieren und Einüben des Aufschreibens der Geschichte in der geeigneten Form. Dies kann beispielsweise ein kollegialer Austausch ermöglichen.

Die Kraft-Quellen-Arbeit kann auch ein wichtiges Mittel zur Self-care für Therapeuten sein. Dabei können sie durch die Auswahl ihres Kraft-Quellen-Bildes und der Gestaltung ihrer Geschichte ihre eigenen Kraft-Quellen entdecken.

Theoretischer Hintergrund:
Verschiedene ressourcenaktivierende Ansätze wirken in der verfahrensübergreifenden Methode der Kraft-Quellen-Arbeit zusammen.
Sie stärkt die Selbsthilfekräfte und Ressourcen durch die eigene Imagination, sie fördert die Kreativität und Selbstwirksamkeit der Klienten, die durch die begleitende und wertschätzende Suchhaltung des Therapeuten gefördert wird.
Der Zugang zu den eigenen Ressourcen wird durch das bildhafte (unmittelbare) Erleben leichter ermöglicht und aktiviert.

- Hirnphysiologieforschung und neurobiologische Sichtweisen weisen auf die Bedeutsamkeit und Wirksamkeit von Imaginationen für die Abläufe im Gehirn und für unser Erleben hin. Da problematische Abläufe wie z. B. Angstgefühle, Depression nicht als gewollt und willentlich veränderbar erlebt werden, braucht es zur Veränderung ein Zusammenspiel von expliziten (willentlichen) Funktionsweisen und impliziten (unbewussten/spontanen) Funktionsweisen (vgl. GRAWE 2004, S. 126). Ein wesentlicher Teil von Psychotherapie besteht darin „den expliziten Funktionsmodus zu nutzen, um im impliziten System Veränderungen herbeizuführen." (ebenda)

- In der Hypnotherapie wird Imagination als „wirksame Veränderungskraft" eingesetzt. Dabei werden die als Lösung definierten Erlebnisprozesse so oft und intensiv wie möglich in der Kooperation zwischen Therapeut und Klient verstärkt (vgl. SCHMIDT 2010, S. 91). Die Anleitung bei den hypnotherapeutischen Übungen erfolgt in der Regel durch Worte, zu denen sich die Klienten Bilder vorstellen sollen (z. B. die Suggestion eines sicheren, vertrauten Ortes, vgl. HOLTZ, MROCHEN 2005, S. 55). Wenn nun die Suggestion non-verbal durch Bildkarten eingeleitet wird und die verbale Ausformulierung im Zusammenwirken von Gedanken des Klienten und einfühlsamer Begleitung durch des Therapeuten erfolgt, wird die Suggestion zur Eigen-Suggestion und wird der Erlebnis- und Erfahrungswelt der Klienten in hilfreicher Weise gerecht.

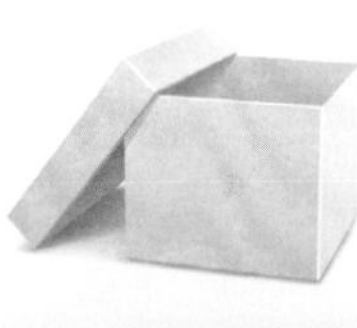

- Besonders geeignet sind die Kraft-Quellen-Geschichten für die Arbeit mit traumatisierten Klienten. In der Trauma-Therapie wird die „Imagination als heilsame Kraft“ genutzt (vgl. das Buch von REDDEMANN mit dem gleichen Titel 2001). Das Vorhandensein von (positiven) Gegenbildern gegen die Schreckensbilder ist eine der wichtigsten Voraussetzungen, um dem Wiedererinnern des traumatisch Erlebten bewusst etwas entgegensetzen zu können und eine Stabilisierung zu erlangen. Es stellt eine unabdingbare Voraussetzung für Konfrontationsarbeit dar (vgl. ebenda S. 30). Die Imagination von Kraft-Quellen kann so als Gegenbild gegen die Schreckensbilder eingesetzt werden. Sie ermöglicht ein bewusstes Hin- und Herpendeln zwischen Schreckensbildern und angenehmen Gefühlen. Dadurch erleben sich die Klienten den Schreckensbildern nicht mehr hilflos ausgeliefert. Dabei ist es wichtig, dass sie für sich ihre authentischen Bilder finden, die als Gegenbilder wirken können, denn eine von außen angeregte „rosa-rote Brille“ hat nicht die Kraft, als Gegenbild zu dienen. (vgl. ebenda S. 31).

- In der systemischen Therapie werden Metaphern und Bilder benutzt, um sich von den „alten Bildern“ über sich und über sein Selbstbild verabschieden zu können und zu neuen Bildern zu kommen. Dies hat eine besondere Bedeutung, wenn Kinder in die Therapie einbezogen werden. Damit sie und ihre Erlebniswelt Platz haben, werden die systemischen Fragetechniken mit dem Einbeziehen von erlebnisreichen Interventionen ergänzt (vgl. GRABBE 2005, S. 129). Die Arbeit mit Kraft-Quellen lässt sich sowohl in familientherapeutischen Settings, als auch in Supervisionen und in der Gruppenarbeit gut anwenden, da sie den Blick weg vom Problem hin zu den Ressourcen, die für die Lösung des Problems zur Verfügung stehen, wendet.

- In der Verhaltenstherapie wird in der Form von kognitiver Umstrukturierung der Blick weg von der Problemsicht hin zur Lösungssicht begleitet. Dies ist zum Beispiel ein Bestandteil des Problemlösetrainings, eine an der Hilfe zur Selbsthilfe orientierte Intervention (vgl. BORG-LAUFS u. a. 2006, S. 311). Andererseits wird dort eine vorgegebene hilfreiche Problemlösestrategie vermittelt. In der Kraft-Quellen-Arbeit geht es darum, eine Vision von der eigenen, individuellen Problemlösungsstrategie zu entwickeln.

Die Ressourcenaktivierung durch die Imaginationsarbeit mit den „Kraftquellen“ wird an dem folgenden Schema verdeutlicht.

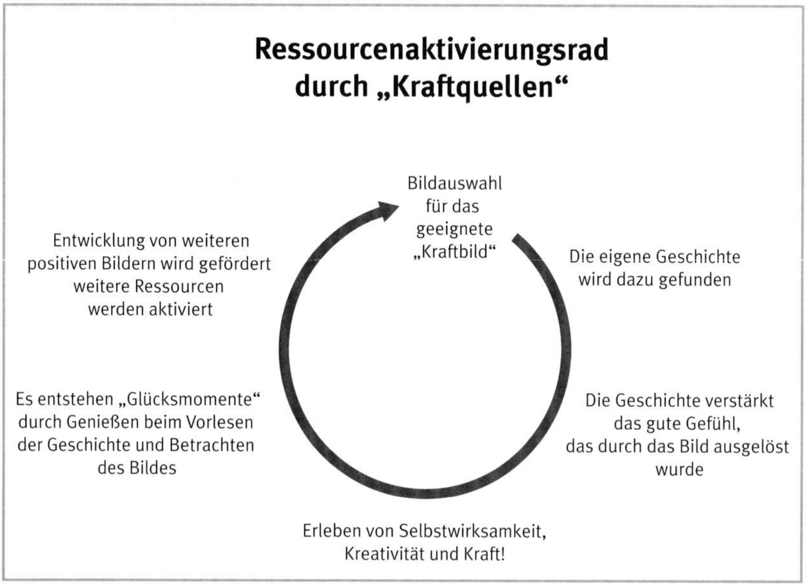

Abb. GEUPEL, B. (2007)

Die Auswahl der Karten

Als Motive für die Kraft-Quellen-Arbeit wurden Karten ausgewählt, die für die Ressourcenaktivierung besonders geeignet sind.

Die Karten lassen sich folgenden Themen zuordnen:

- Beziehung/Empathie/Liebe
- Schutz/Sicherheit
- Kraft/Energie/Stärke
- Weg/Bewegung/Zukunft
- Ruhe/Entspannung/Entlastung

Bei der Auswahl wurde darauf geachtet, dass die vier Elemente Wasser, Feuer, Luft, Erde und die vier Jahreszeiten vertreten sind.

In den Kartensatz wurden sowohl Motive aus südlichen Gegenden als auch aus der heimischen Umgebung aufgenommen.

Diese Vielfalt ist wichtig, um den verschiedenen individuellen Bedürfnissen der Klienten gerecht zu werden. Die Motive ermöglichen ein ursprüngliches Erleben fern von Konsum, Statussymbolen und Leistungsvergleich.

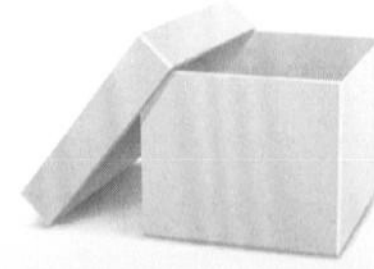

Durch diese Auswahl können beim Erzählen der Geschichten/Gedanken folgende Ressourcen aktiviert werden:

Kreativität, Entspannung, Wahrnehmung angenehmer Gefühle (z. B. Freude, Glücksmomente) und eigener Bedürfnisse, Erleben der eigenen Kraft und Stärke, Wahrnehmung mit allen Sinnen, Genussfähigkeit, Erinnerung an positive Erlebnisse, soziales Erleben, Finden von Sicherheit und Schutz, Entlastung, Entwickeln von positiven Gegenbildern zu Belastungssituationen, Spiritualität, Selbsterkenntnis, Selbstwertsteigerung, Selbstwirksamkeit, Veränderungsbereitschaft, Probehandeln und Finden einer individuellen Problemlösungs- und Entlastungsstrategie.

Beispiele aus der Arbeit:

Der Sonnenuntergang

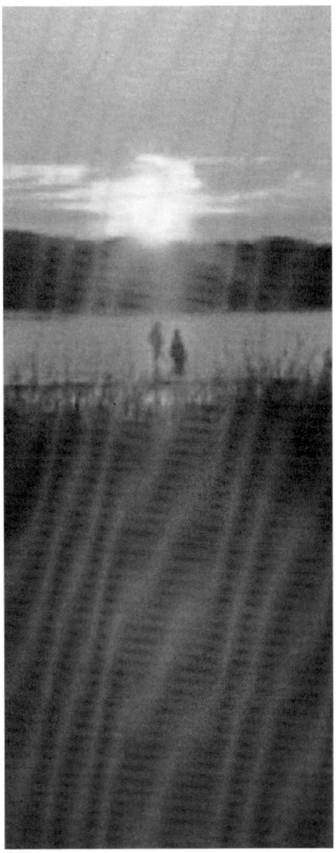

Ich mag Sonnenuntergänge.
Ich kann von unserer Terrasse aus
den Sonnenuntergang sehen.

Mir gefällt, wie sich die Farben
verändern – von rot bis pink.

Meine Familie ist bei mir,
mein Hund und meine Clique.

Wir feiern zusammen und haben Spaß.

Ich höre viele verschiedene Vögel,
rieche Blumen. Abends merke ich,
dass es kälter wird.

Ich fühle mich perfekt.

Christina 19 Jahre

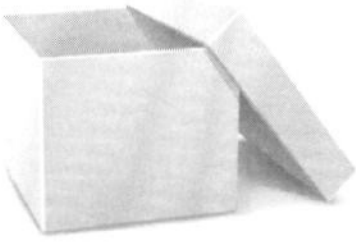

Steine

Ich mag Steinkonstellationen gern.

Ich entdecke das Steintürmchen am Strand.

Ich probiere, davon richtig gute Fotos zu machen.

Ich experimentiere mit dem Fotografieren und verändere Details.

Ich versuche beispielsweise die Steine mit dem Meer zusammen zu fotografieren oder verändere die Lichteffekte.

Ich sehe, dass die Fotos so gut geworden sind, wie ich sie mir vorgestellt habe.

Ich bin stolz.

Julia 14 Jahre

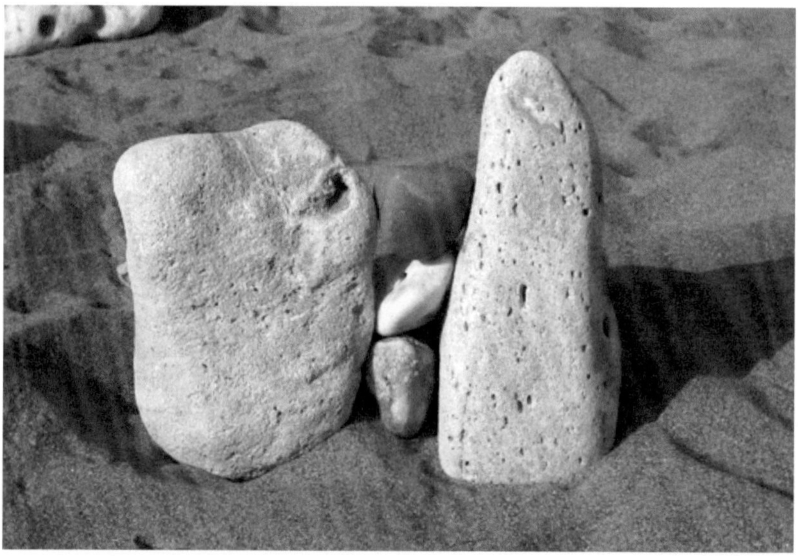

Wieder frei

Das Bild gefällt mir, weil es ruhig aussieht
und die Blume könnte Glück bringen.

Ich stelle mir vor, ich gucke die Blume an,
rede mit ihr und sie heilt mich.

Ich fühle mich besser, freier,
nicht mehr unter Druck und kontrolliert.

Ich unternehme dann mit meiner Familie etwas Schönes.

Mia 13 Jahre

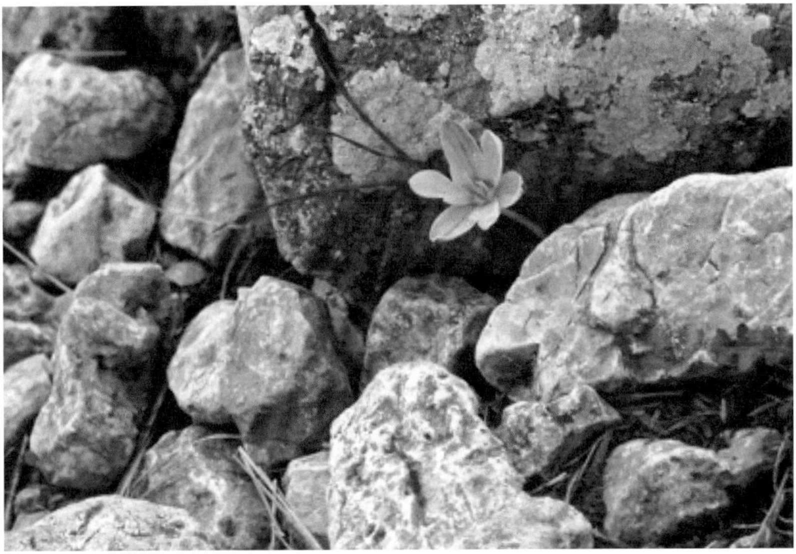

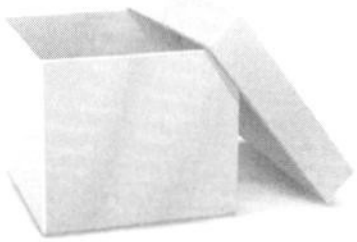

Material: Kraft-Quellen-Karten (Material-CD) zum Ausdrucken 10 x 15 cm oder 13 x 18 cm.

Ähnliche Übungen/Literatur: GEUPEL, B. (2007, 2011)

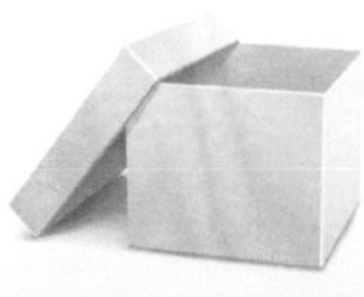

4. Achtsamkeit

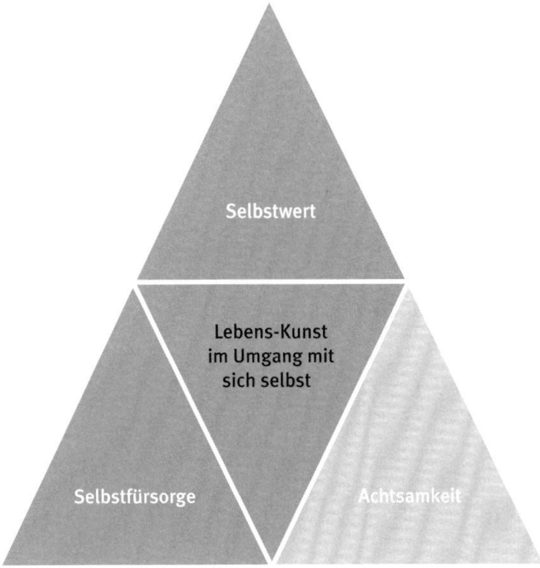

4.1 Achtsamkeit und Gesundheitsforschung

Längst ist „Achtsamkeit“ zu einem modernen Begriff in einem Kontext von Therapieverfahren (v. a. focussing), Gesundheitsforschung, Meditation und Neuropsychologie geworden. JON KABAT-ZINN (Molekularbiologe, Harvard) hat Forschungsergebnisse zusammengetragen, nach denen Meditation nicht nur Geist und Körper entspannt, sondern auch messbar Blutdruck und Sauerstoffverbrauch senkt. Mit „mindfulness based stress reduction“ wurde eine Methode zur Stressbewältigung durch Achtsamkeit entwickelt: eingesetzt zunächst bei Rückenschmerzen und Migräne, als Prophylaxe vor geistigem Abbau im Alter und Stärkung des Immunsystems und bei Herzerkrankungen und aktuell auch bei Depressionen. Es sollen innere Zustände, die durch selbstverstärkende Muster grübelnden, negativen Denkens ausgelöst werden, früher erkannt werden und Hilfen gefunden werden, sich wieder von ihnen zu lösen.

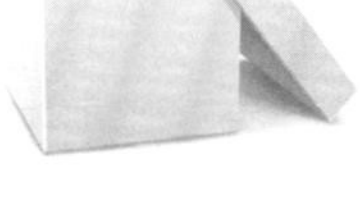

Historisch gesehen ergeben sich Verbindungen mit Hier-und-Jetzt-Therapien (Gestalttherapie, humanistische Ansätze, Körpertherapien) und traditionellen Kampf- und Meditationsverfahren.

Begriffe, die zur Achtsamkeit gehören:

- Bewusstheit
- Absichtslosigkeit
- Nicht-Bewerten
- Gegenwärtiges Geschehen
- Fokussierte und weite Achtsamkeit (einzelne oder alle erfahrbaren Aspekte der Situation)
- Innere, relationale und äußere Achtsamkeit (mentale und subjektive Aspekte, von außen einwirkende bzw. Wechselwirkungen zwischen „Außen und Innen")
- Beobachtende und begleitende Achtsamkeit (distanzierende Selbstbeobachtung bzw. bewusste Teilnahme)

(vgl. HUPPERTZ 2009).

Angestrebte Haltung für unsere Übungen

- von Moment zu Moment (Gegenwärtigkeit)
- in einer offenen und nicht-bewertenden Weise
- Akzeptanz fördern
- dezentrierte Haltung
- aversive Gedanken und Gefühle als mentale Ereignisse begreifen (Disidentifikation)

4.2 Einüben in Achtsamkeit

Die moderne Anwendung in der Psychotherapie bezieht sich auf 3 Aspekte:

- **einen Zustand**

- **eine überdauernde Haltung**

- **Lebenshaltung und Trainingsverfahren zur Geistesschulung.**

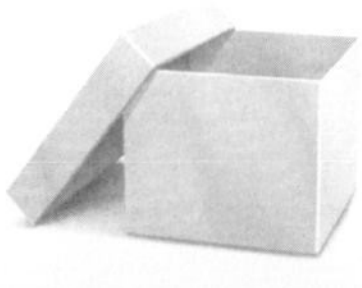

Wenn Klienten schon geübt sind in Verfahren der Entspannung, Meditation oder Imagination, dann braucht der Therapeut in den Übungen nur einen Hinweis und eine Einladung zu dieser inneren Haltung zu geben.
Ansonsten können Beschreibungen und Vorübungen hilfreich sein:
- „Kennen Sie diesen angenehmen, ruhigen Zustand, der sich manchmal einstellt, wenn man die Wahrnehmung reduziert und verlangsamt, z.B. wenn man die Tropfen eines Regenschauers an der Scheibe verfolgt, oder eine schöne Landschaft betrachtet, oder wohlige Wärme und Entspannung im Körper erspürt?"
- „Erwarten Sie nichts, nehmen Sie einfach nur wahr."
- „Unterdrücken Sie möglichst nichts, bleiben Sie zentriert, sehen Sie sich quasi zu beim Denken und Fühlen."

(aus: BRENTRUP, M., GEUPEL, B. 2011)

4.3 Wege und Ansätze

Auf der Ebene der Haltung geht es um grundsätzliche Rahmenbedingungen (Kontexte) für einen wohlwollend-aufmerksamen Umgang mit sich selbst:
- Akzeptanz von Nicht-Änderbarem
- Selbst-Akzeptanz ohne Bedingungen (Selbst-Liebe)
- Hilfe beim Erlernen einer Disidentifikation zu belastenden Anteilen, Introjekten, Selbstverbalisationen
- Verändern durch nicht verändern wollen

Auf der Ebene der Selbstwahrnehmung geht es um konkrete Zugänge zum Fühlen und Spüren bzw. einer gesunden Balance:
- Sich spüren
- Sich entspannen
- Kontakt zu Bedürfnissen
- Balance zwischen Denken und Fühlen
- Balance zwischen Wollen und Loslassen

Auf einer konkreten therapeutischen Ebene geht es auch um Stressbewältigung und Unterbrechungsmechanismen bei starkem Stress.

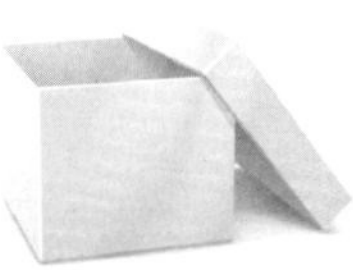

4.4 Achtsamkeit und Zeit

Achtsamkeit lädt dazu ein, den eigenen Umgang mit der Zeit zu überprüfen.
Wie viel Zeit bleibt für das Innehalten, für die innere Wahrnehmung, das bewusste Wahrnehmen dessen, was wir tun? Achtsamkeit bedeutet auch, darauf zu achten, in welchem Tempo alltägliche Dinge (wie z. B. Essen, Duschen, Gehen, Begrüßen, Lächeln, Umarmen ...) erledigt werden: in Hetze oder in dem gewünschten Tempo?
Gehetzte Menschen behaupten, dass sie sich nichts mehr wünschen würden, als mehr Zeit.
Wolfgang Joop wird z. B. mit folgenden Worten zitiert: „Mein Genuss ist erheblich gestört, nicht durch fehlendes Geld, aber durch fehlende Zeit." (RÜHLE 2011, S. 32)
Doch wie würde er diese füllen?
Mit Ruhe und Langsamkeit? Oder mit noch mehr Aktivitäten?
Dürfen Psychotherapeuten von sich behaupten, dass sie genug Zeit haben? Birgt diese Behauptung nicht die Gefahr in sich, dass andere meinen, dieser Psychotherapeut ist nicht gefragt?
Achtsamkeit ist für viele Menschen sehr ungewohnt, sie muss geübt werden, damit sie angewandt werden kann. Sie bedeutet auch gegen den gängigen Trend zu leben.
Das bewusste Innehalten, die Verlangsamung (Entschleunigung) ist für gehetzte Menschen eher fremd.
Hier ein Beispiel:
Im Jahr 2007 wurde in 32 Großstädten eine Studie durchgeführt zur Schrittgeschwindigkeit der Menschen bei einer Strecke von 18 Metern.
In Singapur brauchten sie im Durchschnitt 10,55 Sekunden, in New York 12,0 Sekunden, in Bern (Schweiz) 17,37 Sekunden und in Blantyre (Malawi) 31,60 Sekunden.
Verglichen mit einer ähnlichen Studie in den frühen 90er Jahren erhöhte sich das Tempo insgesamt um etwa 10 %, in Guangzhou (China) um 20 %, in Singapur um 30 %.
Das Lebenstempo wird immer höher (vgl. WEISS u. a. 2010, S. 40).
Daher ist zunächst die bewusste Beobachtung des eigenen Tempos wichtig. Dies eröffnet dann die Wahlmöglichkeit, das Tempo zu verlangsamen.

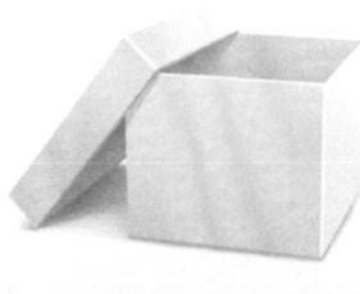

4.5 Übungen zur Achtsamkeit

Übung 37 | Gehen unter Druck und achtsames Gehen

Themen: Selbstbeobachtung unter Stress, Stressbewältigung
Setting: Einzel- und Gruppentherapie

Gehen unter Druck:

Anleitung:
Den Klienten bitten:
- sich eine Drucksituation vorzustellen und folgende Fragen zu beantworten:
- „Wie ist Ihr Körpererleben? Wie viel Raum haben Sie? Wie ist Ihre Atmung?
- Können Sie sich einen passenden Ton vorstellen? Welche inneren Antreiber können Sie wahrnehmen?“
- dann eine entsprechende Körperhaltung einzunehmen und loszugehen,
- 10 Schritte in die eine Richtung und 10 Schritte in die andere Richtung zu gehen,
- die ganze Aufmerksamkeit auf die Körperempfindungen beim Gehen zu lenken und auf den Atem und das Tempo zu achten,
- wenn es genug ist, zu stoppen.

Auswertung:
Den Klienten bitten, sich zu setzen und die Körperempfindungen, die Atmung, zu beobachten, darauf zu achten, welche Gedanken und Empfindungen sich einstellen.

Achtsames Gehen:

Anleitung:
Den Klienten bitten:
- eine entspannte Körperhaltung einzunehmen und sich auf folgende Übung einzulassen:

- ruhig zu atmen,
- mit der Aufmerksamkeit nach innen zu gehen,
- sich folgende Fragen zu beantworten: „Wie ist Ihr Körpererleben? Wie viel Raum haben Sie? Wie erleben Sie die ruhige Atmung? Können Sie sich ein Bild von Ruhe vorstellen? Können Sie sich einen passenden Ton vorstellen?“
- auf den Zustand der inneren Ruhe zu fokussieren,
- aus dieser Haltung heraus 10 Schritte in die eine Richtung und 10 Schritte in die andere Richtung zu gehen,
- Ihre ganze Aufmerksamkeit auf die Körperempfindungen beim Gehen zu richten und auf den Atem und das Tempo zu achten,
- wenn es genug ist, zu stoppen.

Auswertung:
Den Klienten bitten, sich zu setzen und die Körperempfindungen, die Atmung, zu beobachten. Darauf zu achten, welche Gedanken und Empfindungen sich einstellen.
Anregung: Wie wäre es für den Klienten, in Drucksituationen das Tempo zu verlangsamen?

Ähnliche Übungen, Literatur: WEISS, H., u. a. (2010)

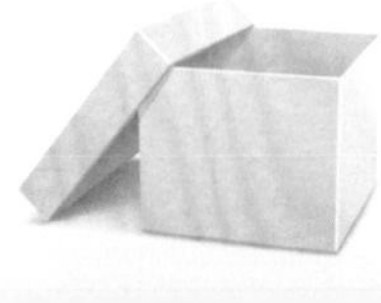

Übung 38 | Achtsames Atmen (unangenehme Gedanken / Gefühle wegschicken)

Themen: Entspannung, Beruhigung, Stabilisierung, Gedankenstopp
Setting: Einzel- und Gruppentherapie (auch für Kinder geeignet)

Anleitung:
Den Klienten bitten:
- ruhig und tief zu atmen,
- beim Einatmen an ein angenehmes Erlebnis zu denken,
- beim Ausatmen sich vorzustellen, einen unangenehmen Gedanken (oder Gefühle) loszulassen,
- beim Einatmen das angenehme Gefühl sich im Körper ausbreiten zu lassen,
- beim Ausatmen die unangenehmen Gedanken (Gefühle) wegzuschicken,
- beim Einatmen sich das angenehme Gefühl, das sich im Körper ausbreitet, als Farbe vorzustellen,
- beim Ausatmen die unangenehmen Gedanken (Gefühle) tief aus sich herauszupressen und wegzuschicken,
- beim Einatmen tief das angenehme Gefühl zu empfinden.
- beim Ausatmen sich frei und erleichtert zu fühlen.

Auswertung:
Den Klienten bitten, darauf zu achten, ob sich etwas verändert hat. Ist es für den Moment der Atemübung gelungen, unangenehme Gedanken loszuwerden?

Übung 39 | **Achtsame Rückenmassage (Wetterbericht)**

Themen: Entspannung, Beruhigung, angenehmes Körpererleben
Setting: Familien- , Gruppen- oder Paartherapie (auch für Kinder geeignet)
Voraussetzung: Die Übung setzt ein Vertrauen zwischen den Übenden voraus und die Erlaubnis, den Körper des Anderen berühren zu dürfen.

Anleitung

Den Klienten bitten:

- für ein Familienmitglied oder Gruppenmitglied folgende Rückenmassage zu machen:

> Massage (Wetterbericht)
> Die Sonne scheint – sanftes Streichen über den Rücken,
> Wind kommt – heftigeres Streichen über den Rücken,
> Regen kommt – Klopfen auf dem Rücken,
> Regen wird stärker – stärkeres Klopfen auf dem Rücken,
> Hagel kommt auf – noch stärkeres Klopfen,
> Wind kommt – heftigeres Streichen über den Rücken,
> Der Wind wird schwächer – leichteres Streichen über den Rücken,
> Die Sonne kommt wieder – sanftes Streichen über den Rücken.

Auswertung:

Gemeinsam sich auszutauschen, wie die Massage empfunden wurde.

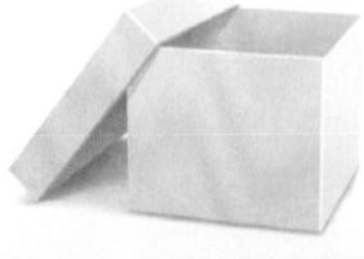

Übung 40 | **Körperbalance**

Themen: Fokussieren auf die Körperwahrnehmung, Entspannen, Nutzen der Metapher der Balance als Impuls
Setting: Einzel- oder Gruppentherapie (Erwachsene und Kinder ab ca. 8 Jahren)

Anleitung:
Den Klienten bitten:
– den Anweisungen zu folgen:

> „Bitte stellen Sie sich mit fußbreitem Stand aufrecht hin, und schließen Sie dann die Augen. Achten Sie darauf, wie Sie am besten stehen. Spüren Sie die Unterschiede, wenn Sie das Gleichgewicht verteilen. Ziehen Sie dann mit geschlossenen Augen ein Bein an. Versuchen Sie den erhobenen Fuß seitlich an das andere Knie abzustützen. Versuchen Sie, in dieser Haltung ruhig auf einem Bein zu stehen."

Auswertung:
Was haben Sie erlebt?

Ähnliche Übungen/Literatur: DREXLER, D. (2007) (die Übung „Goldener Hahn" aus dem Qi Gong)

Übung 41 | Hände beobachten

Themen: Meditation, Hinwendung zur achtsamen Selbstbeoachtung
Setting: Einzel- oder Gruppentherapie (Erwachsene und Kinder ab ca. 8 Jahren)

Anleitung:
Den Klienten bitten:
- sich bequem hinzusetzen, sich zu entspannen und in eine beobachtende Haltung zu wechseln ...

> „Bitte beobachten Sie Ihre Hände ... und wohin die Ruhe fließt ... führen Sie gelassen Ihre Aufmerksamkeit immer wieder zu Ihren Händen ...“

Auswertung:
Wie ging es Ihnen mit der Übung?

Ähnliche Übungen/Literatur: Allgemein andere Meditationsübungen

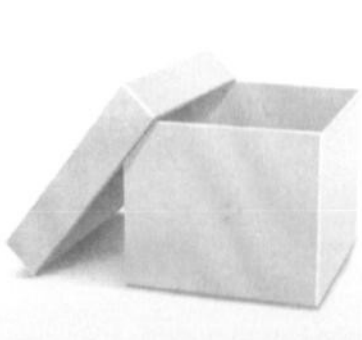

Übung 42 | **Gedanken unterbrechen**

Themen: Technik zur Umlenkung automatisierter Gedanken und von Grübeleien bzw. destruktiven Bewertungen
Setting: Einzel- oder Gruppentherapie (Erwachsene und Kinder ab ca. 8 Jahren)

Anleitung:
Den Klienten bitten:
- festzulegen, welche Gedanken er unterbrechen will, die Augen zu schließen und sich auf diese Gedanken zu konzentrieren.

> „Bitte zeigen Sie mir mit einem Kopfnicken, dass Sie soweit sind ..." der Therapeut ruft: „Stopp!" und klatscht laut in die Hände bzw. auf die Tischplatte; den Klienten fragen, ob der Gedanke jetzt weg ist; einige Male wiederholen ... „Bitte üben Sie das selbstständig allein zuhause. Sie können sich dafür mehrere Male am Tag kurz zurückziehen. Sich nach dem Vorstellen der störenden Gedanken dann selbst das Stopp zurufen. Stellen Sie sich dabei ein Megaphon oder einen Mund vor, der das ausruft ... wenden Sie dann, möglichst bald, diese Methode an, wenn die störenden Gedanken auftauchen ... es kann sein, dass die Gedanken zunächst einmal häufiger auftauchen, nach ein paar Tagen wird das aber nachlassen ..."

Auswertung:
Was haben Sie erlebt?

Ähnliche Übungen/Literatur: FLIEGEL, S. (1998), ISEBAERT. L. (2009)

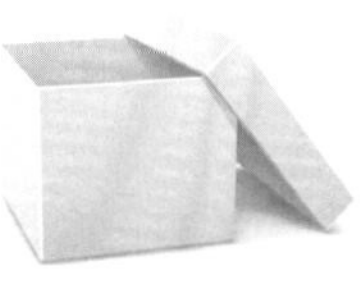

Übung 43 | **Gedanken umlenken**

Themen: Technik zur Umlenkung automatisierter Gedanken und von Grübeleien bzw. destruktiven Bewertungen
Setting: Einzel- oder Gruppentherapie (Erwachsene und Kinder ab ca. 8 Jahren)

Anleitung:
Den Klienten bitten:
- festzulegen, welche Gedanken er unterbrechen will, sich etwas zu entspannen und die Aufmerksamkeit auf seine Wahrnehmung zu fokussieren.

> „Wir üben jetzt, was Sie danach allein machen können ... Sie haben (vielleicht) schon die Erfahrung gemacht, dass das, was Sie sich vorstellen, Sie stark in Ihrer Stimmung beeinflussen kann. ... Das wollen wir jetzt im positiven Sinne nutzen ... wenn Sie sich gleich für eine Zeitlang auf das Sehen konzentrieren, suchen Sie sich bitte alle passenden Gegenständen in diesem Raum. Wählen Sie jetzt eine Farbe aus. ... schauen Sie jetzt alle Gegenstände mit dieser Farbe genau an. Vergleichen Sie die Nuancen der Farbe ...“

Auswertung:
Was haben Sie erlebt?

Ähnliche Übungen/Literatur: ISEBAERT , L. (2009)

Übung 44 | **Augen-Entspannung**

Themen: Fokussieren auf die Körperwahrnehmung, Entspannen
Setting: Einzel- oder Gruppentherapie (Erwachsene und Kinder ab ca. 8 Jahren)

Anleitung:
Den Klienten bitten:
- die Augen zu schließen (im Sitzen, Liegen oder im Stehen) und die Hände davor zu halten.

> „Bitte die Hände reiben. Jetzt den Kopf in die rundgeformten Hände hinein sinken lassen. Ohne die Augenlider oder Wimpern zu berühren. Dann die Augen schließen ... Ruhig atmen ... Lösen Sie dabei Ihre Gesichtsmuskeln ... Beginnen Sie die Dunkelheit wahrzunehmen und zu genießen ... stellen Sie sich die Farbe schwarz vor ... wenn Sie soweit sind, können Sie die Augen wieder behutsam öffnen ...“

Auswertung:
Was haben Sie erlebt?

Ähnliche Übungen/Literatur: DREXLER, D. (2007)

Übung 45 | Den inneren Beobachter finden

Themen: Entspannung; Verbesserung der Selbstwahrnehmung; Üben achtsamer Gelassenheit
Setting: Einzel- oder Gruppentherapie (Erwachsene)

Anleitung:
Den Klienten bitten:
- sich bequem hinzusetzen und sich mit dem Wahrgenommenen so zu beschäftigen, dass er möglichst nicht direkt bewertet

> „Bitte lassen Sie sich von Ihrer Aufmerksamkeit leiten ... wohin sie Sie gerade auch immer führt ... beobachten Sie das Wechseln davon, was Sie denken, vielleicht zu dem was Sie hören ... und so weiter ... lassen Sie es einfach geschehen ..."

Auswertung:
Was hat sich für Sie getan? Wie fühlen Sie sich? Wenn erforderlich: was bedeutet diese Erfahrung für Sie?

Ähnliche Übungen/Literatur: REDDEMANN, L. (2004).

Übung 46 | **5-4-3-2-1**

Themen: Techniken zur Orientierung in der Gegenwart, Musterunterbrechung
Setting: Einzel- oder Gruppentherapie (Erwachsene und Kinder ab ca. 8 Jahren)

Anleitung:
Den Klienten bitten:
- in eine innere Haltung der Achtsamkeit zu wechseln;
- 5-4-3-2-1-Übung (erst 5 Dinge sehen, dann 5 hören, dann 5 spüren, dann 4,3,2,1.) (sog. Betty-Erickson-Induktion)
- 3 hier, 3 dort (abwechselnd mit geschlossenen Augen einen sicheren Ort imaginieren, dann mit geöffneten Augen im Hier und Jetzt 3 Dinge sehen, hören, spüren ...) (vgl. DOLAN, Y. 1991)

Auswertung:
Wie fühlt es sich an, diese Übung zu machen? Was ändert sich?
Wie ist die Idee für Sie, diese Übung zuhause zu wiederholen?
... und sie zu verwenden, wenn Sie etwas Belastendes unterbrechen oder abschwächen wollen?

Ähnliche Übungen/Literatur: ISEBAERT, L. (2009).

Übung 47 | **Sitzen in Achtsamkeit**

Themen: Entspannung; Verbesserung der Selbstwahrnehmung; Üben achtsamer Gelassenheit
Setting: Einzel- oder Gruppentherapie (Erwachsene)

Anleitung:
Den Klienten bitten:
- sich bequem hinzusetzen und sich über Folgendes Gedanken zu machen

> Probieren Sie aus statt „Sitz nicht einfach nur da, tu irgendetwas“ einmal zu denken „Tu nicht einfach irgendetwas, sitz nur da“!
> Was bedeutet dieser Satz für Sie? Versuchen Sie für einen Moment in diesem Sinne hier zu sein.

Auswertung:
Was hat sich für Sie getan? Wie war die Erfahrung des Sitzens?

4.6 Yoga und Achtsamkeit

Yoga ist eine indische philosophische Lehre, die eine Hinführung zu einer achtsamen Haltung ermöglichen kann. „Der Begriff Yoga kann sowohl „Vereinigung“ oder „Integration“ bedeuten , als auch im Sinne von „Anschirren“ oder „Anspannen“ des Körpers an die Seele zur Sammlung und Konzentration bzw. zum Einswerden mit Gott verstanden werden.“(WIKIPEDIA, YOGA, 1/2012). Es gibt verschiedene Yoga-Formen. Die hier beschriebenen Übungen beziehen sich auf das Hatha-Yoga, die als jüngste Yogatradition um 1000 nach Christus entstanden ist. „Ha“ (dem Sonnenprinzip, aktiv, kraftvoll), wird „Tha“, (das Mondprinzip, ruhig, loslassend) gegenübergestellt (siehe WEISER, u. a. 2010 S. 54). Es geht um einen Ausgleich dieser Energien.

Die Yoga-Übungen setzen auf verschiedenen Ebenen an:

- Körperübung (Asana)
- Atemübung (Pranayama)
- Geisteshaltung (Dharana-Konzentration, Dhyana-Meditation).

Jedes Asana wird mit bewusster Atmung verbunden.

Sie kann sich entspannend und ausbalancierend auf das Bewusstsein/die Geisteshaltung auswirken.

Eine Grundvoraussetzung hierfür ist die Achtsamkeit, die man sowohl während der Übung als auch in der darauf folgenden Erholungs- und Nachspürphase beibehalten sollte.

Yoga beginnt mit dem Bewusstwerden des Köpers. Durch die Körperübung (Asana) wird die Achtsamkeit auf den Körper, auf den Atem und den Geist geschult. Der Körper wird geschmeidiger, beweglicher und kräftiger, die Atmung vertieft und der Geist kann zur Ruhe kommen.

Klienten können nur durch ihre eigene Erfahrung und eigenes Üben erleben, wie Yoga wirkt.

In der therapeutischen Arbeit haben wir die Erfahrung gemacht, dass durch Yoga-Übungen der Weg zu einer achtsamen Haltung erleichtert wird.

Hier stellen wir einige einfache Übungen vor, die sich leicht in Therapiestunden einsetzen lassen. Sie bieten auch für Therapeuten und Klienten eine Anregung für die Pausen zwischen der Arbeit. Je nachdem, wie sehr sich der Übende darauf einlässt, können sie zur Förderung der Achtsamkeit, einer konzentrierten Haltung, dem Erleben von Ruhe und Erholung, der Lockerung und dem Ausbalancieren des Geistes, sowie zu einem Zustand der inneren Gelassenheit führen. Beispielsweise ist es möglich, durch Yoga zu

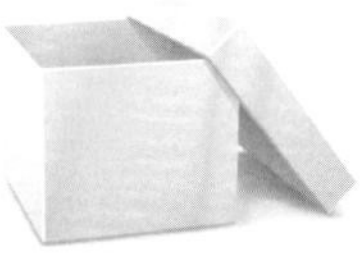

lernen, quälende innere Gedanken zu stoppen und unterstützt durch die Übungen angenehme Empfindungen und Gedanken zuzulassen.

Ähnliche Übungen/Literatur: PLINZ, N. (2010), HAUPTMANN, S., (2010), WEISER, R., DUNEMANN, A. (2010)

Yoga-Übungen für Therapiestunden:
Diese Übungen sind in der Regel auch für Neueinsteiger ohne Probleme zu erlernen. Sie können als eine mögliche aktive Selbstfürsorge eingesetzt werden.
Die Bilder machen deutlich, dass es nicht um das Einnehmen einer perfekten Yoga-Position geht, sondern um eine körperliche Anregung aus dem Bereich Yoga, zur Ergänzung der Themen aus der Therapie. Es wurden deshalb Übungen ausgewählt, die im Stehen auszuführen sind und für die man sich nicht anders anziehen muss. Die Therapeutin ist auch keine Yoga-Lehrerin und zeigt die Übungen als Impuls zum achtsamen Körpererleben. Wer die Übungen vertiefend erlernen will, sollte selbst einen Yoga-Kurs besuchen.

Übung 48 | **Berghaltung: Tadasana**

Themen: Balance zwischen Kraft und Leichtigkeit
Setting: Einzel- oder Gruppentherapie

Anleitung:
Den Klienten bitten:
- sich aufrecht hinzustellen, Füße hüftbreit auseinander und sich einen Berg vorzustellen,
- mit den Füßen den Boden wahrzunehmen, sich Füße und Beine als Bergsockel vorzustellen, fest und stabil,
- den Kopf gerade zu halten (er kann als Gipfel des Berges wahrgenommen werden),
- Arme und Hände nach unten hängen zu lassen,
- sich beim Einatmen vorzustellen, nach oben zu streben und zu wachsen,
- sich beim Ausatmen vorzustellen, gut am Boden zu stehen und stabil verankert zu sein,
- diese Haltung eine Zeitlang beizubehalten und tief zu atmen.

Auswertung:
Welche Empfindungen stellen sich ein?

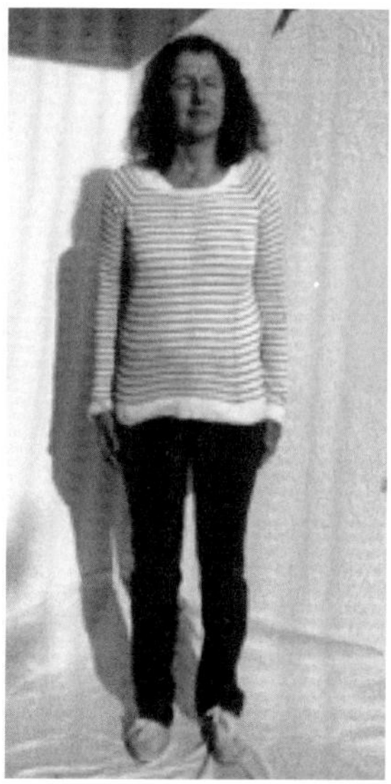

Ähnliche Übungen, Literatur:
HAUPTMANN, S. (2010) PLINZ, N. (2010),
WEISER, R., DUNEMANN, A. (2010)

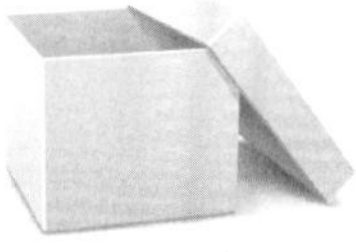

Übung 49 | **Sonne, Mond**

Themen: Öffnung nach außen und Schutz
Setting: Einzel- oder Gruppentherapie

Anleitung:
Den Klienten bitten:
- sich zunächst in die Berghaltung (Tadasana) zu stellen und ruhig zu atmen,
- beim Einatmen die Arme nach oben zu strecken, den Kopf zu heben und nach oben zu schauen (Sonne),
- beim Ausatmen die Arme sinken zu lassen und die Arme vor der Brust zu kreuzen, leicht in die Knie zu gehen, Kinn auf die Brust sinken zu lassen (Mond),
- die Positionen abzuwechseln im eigenen Atemrhythmus.

Auswertung:
Welche Empfindungen stellen sich ein, welche Position fühlt sich heute angenehmer an?

Ähnliche Übungen, Literatur: PLINZ, N. (2010)

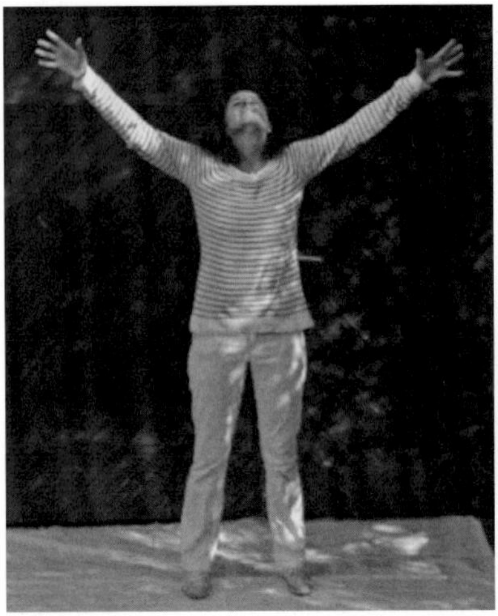
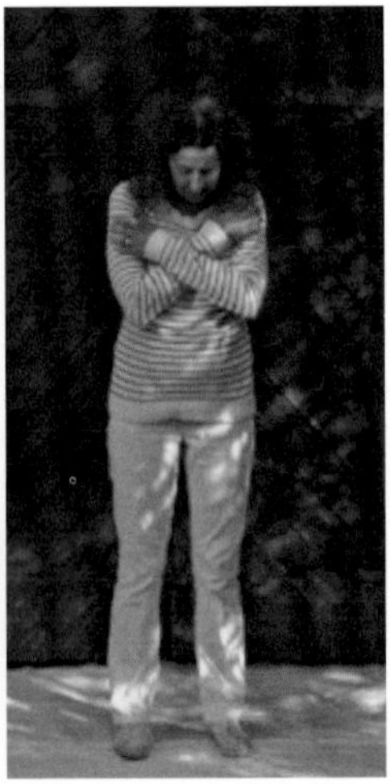

Übung 50 | Held (Virabhadrasana)

Themen: Standfestigkeit und Selbstvertrauen
Setting: Einzel- oder Gruppentherapie

Anleitung:
Den Klienten bitten:
- sich zunächst in die Berghaltung (Tadasana) zu stellen und ruhig zu atmen,
- ausatmend mit dem rechten Bein einen großen Schritt zurück zu gehen (falls es angenehmer ist, geht auch ein großer Schritt nach vorn) und das linke Knie zu beugen,
- einatmend die Arme nach oben zu strecken, sich gerade nach oben zu richten,
- diese Position zu halten (einige Atemzüge) und dann zur anderen Seite wiederholen.

Auswertung:
Welche Körperempfindungen stellen sich ein, fühlt sich diese Position angenehm an? Kommen Gedanken, Gefühle?

Ähnliche Übungen, Literatur: HAUPTMANN, S. (2010)
PLINZ, N. (2010),
WEISER, R., DUNEMANN, A (2010).

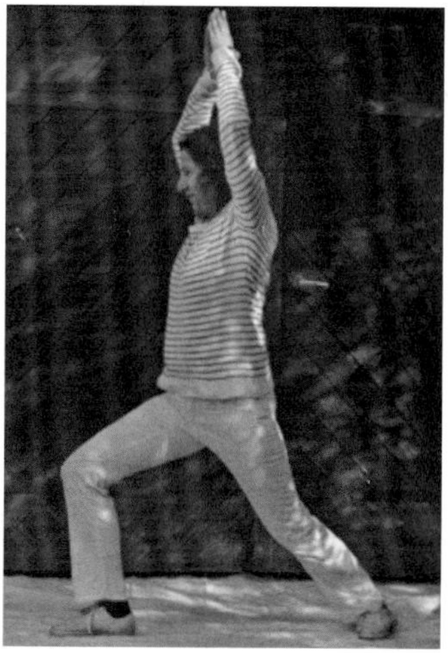

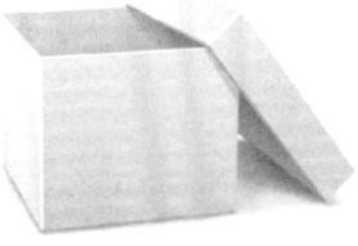

Übung 51 | Baum (Vrksasana)

Themen: Standfestigkeit, Konzentration, Gleichgewicht.
Setting: Einzel- oder Gruppentherapie

Anleitung:
Den Klienten bitten:
- sich zunächst in die Berghaltung (Tadasana) zu stellen und ruhig zu atmen
- sich einen Konzentrationspunkt zu suchen,
- das Gewicht auf den linken Fuß zu verlagern, einen sicheren Stand zu finden, sich die Wurzeln eines Baumes vorzustellen,
- das rechte Bein anzuheben und so an das linke Bein anzusetzen wie es möglich ist (gegen das Schienbein oder gegen den Oberschenkel),
- einatmend die Arme in der Gebetshaltung nach oben zu strecken, sich gerade nach oben zu richten,
- sich mit jeder Einatmung weiter nach oben zu dehnen,
- diese Position zu halten (einige Atemzüge) und dann die Arme seitlich sinken zu lassen,
- dann zur anderen Seite zu wiederholen.

Auswertung:
Welche Körperempfindungen stellen sich ein, gelingt die Konzentration und Balance? Fühlt sich diese Position angenehm an? Kommen Gedanken, Gefühle?

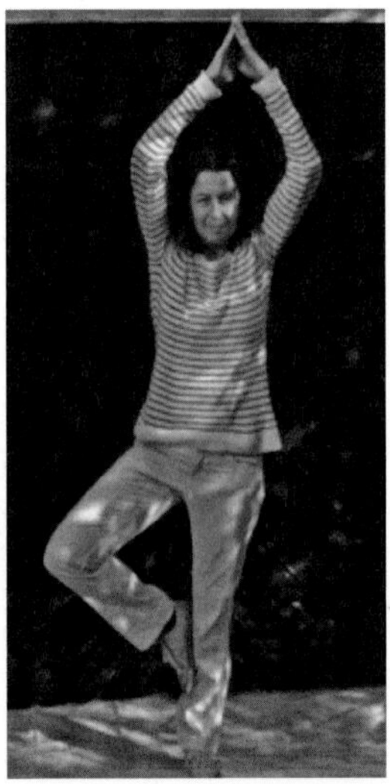

Ähnliche Übungen, Literatur:
PLINZ, N. (2010),
WEISER, R.,
DUNEMANN, A. (2010).

Übung 52 | Vorbeuge (Uttanasana)

Themen: Entspannung, Loslassen, Balance
Setting: Einzel- oder Gruppentherapie

Anleitung:
Den Klienten bitten:
- sich zunächst in die Berghaltung (Tadasana) zu stellen und ruhig zu atmen
- die Arme nach oben zu strecken,
- ausatmend die Arme nach unten fallen zu lassen,
- wenn möglich, den Boden zu berühren,
- diese Position zu halten (einige Atemzüge),
- sich dann wieder aufzurichten.

Auswertung:
Welche Empfindungen stellen sich ein, fühlt sich diese Position angenehm an? Gelingt es, loszulassen?

Ähnliche Übungen, Literatur: HAUPTMANN, S. (2010) PLINZ, N.,(2010),

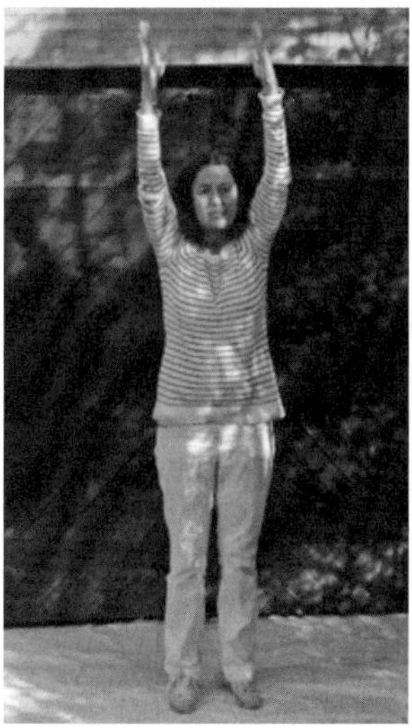
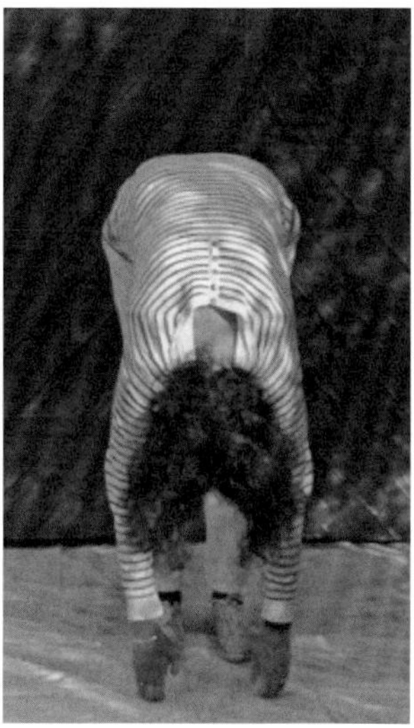

4.7 Yoga in der Therapie mit Kindern

Yoga-Übungen bieten sich auch besonders als sinnvolle Ergänzung in der Therapie mit Kindern an.
Besonders hilfreich sind sie bei den Problembereichen:

- Aufmerksamkeitsstörungen,
- geringer Selbstwert und Unsicherheit.

Die Kinder können durch die Körperübungen in direkter Weise erfahren, was es heißt konzentriert zu sein und sie lernen achtsam auf ihre Körperwahrnehmungen, Atmung und die damit verbundene Stimmung zu achten
Beispiel:
Bei der Yoga-Übung der Baum suchen sich die Kinder einen Konzentrationspunkt, dann verlagern sie das Gewicht auf ein Bein und heben das andere Bein an. Wenn sie den Kontakt zum Konzentrationspunkt verlieren, beginnen sie zu wackeln. So merken sie sofort, ob sie konzentriert sind oder nicht.
Nach den Übungen schließen die Kinder die Augen und achten darauf, was sich verändert hat und können es äußern. Z. B. ich fühle, dass ich einen sicheren Stand habe, ich fühle mich entspannt, ruhiger ...
Die nach Tieren (Hund, Katze, Kobra ...) oder Naturerscheinungen (Sonne, Mond, Baum) benannten Körperhaltungen regen die Fantasie der Kinder an und können motivierend in kleine Geschichten verpackt werden. Hier Beispiele, die sich gut in Therapiesitzungen integrieren lassen:

Übung 53 | Der Held (oder für Mädchen auch die Heldin)

Themen: Standfestigkeit und Selbstvertrauen
Setting: Einzel- oder Gruppentherapie

Anleitung:

Stell dir etwas vor, was du diese Woche schaffen willst.
Der Held kann dir dafür Kraft geben.
Du machst einen großen Schritt zurück und beugst das Knie.
Du streckst die Hände hoch nach oben.
Du atmest ruhig.
Du stehst fest, nichts kann dich erschüttern.
Du bist mutig und streckst dich nach oben, dem Himmel entgegen.
Du stellst dir deine Kraft vor, die dir hilft, nächste Woche die Anforderung zu schaffen.
Du spürst die Kraft im ganzen Körper.
Dann lässt du die Arme sinken.

Siehe Abbildung Held (Übung 50)

Danach wird der Held auch zur anderen Seite geübt und die Geschichte vorgelesen.

Auswertung:
Welche Empfindungen stellen sich ein? Konntest du deine Kraft spüren? Welche Seite lässt sich leichter üben?

Die Geschichte kann den Kindern ausgedruckt mitgegeben, werden, so dass sie zu Hause weiter üben können.

Material: Übung: Held (Material-CD)

Ähnliche Übungen/Literatur: PROSSOWSKI, P. (2007)

Übung 54 | **Der Baum**

Themen: Standfestigkeit, Konzentration, Gleichgewicht
Setting: Einzel- oder Gruppentherapie

Anleitung:

Stell dir vor, du bist ein Baum.
Du stehst im Wald.
Du hast Wurzeln und bist fest mit dem Boden verankert.
Du stehst ganz sicher und fest.
Damit du auch auf einem Bein stehen kannst, suchst du dir einen Konzentrationspunkt.
Jetzt spürst du, wie das linke Bein ganz fest steht und du kannst das rechte Bein anheben und an das linke Bein anstellen.
Jetzt wächst du empor.
Du faltest deine Hände und streckst sie empor.
Atme ein paar Mal tief.
Stell dir vor, es kommen Vögel zu dir und singen dir etwas vor.
Ein sanfter Wind streicht über den Baum.
Die Sonne scheint.
Langsam lässt du die Arme wieder sinken.

Siehe Abbildung Baum (Übung 51)

Danach wird der Baum auch zur anderen Seite geübt und die Geschichte vorgelesen.

Auswertung:
Welche Empfindungen stellen sich ein? Welche Seite lässt sich leichter üben? Hat der Konzentrationspunkt geholfen, um die Balance zu halten?

Die Geschichte kann den Kindern ausgedruckt mitgegeben werden, so dass sie zu Hause weiter üben können.

Material: Übung: Baum (Material-CD)

Ähnliche Übungen/Literatur: PROSSOWSKI, P. (2007)

4.8 Yoga in Gruppen

Die hier aufgeführten Atemübungen hat die Yoga-Lehrerin und Heilpraktikerin (für Psychotherapie), Frau Brigitte JUNG-WILKE, jahrelang mit Kindern (ab Vorschulalter) und auch mit Erwachsenen geübt und gute Erfahrungen damit gemacht.
Das Üben in Gruppen kann eine gute Ergänzung zur Einzelarbeit darstellen, vor allem bei folgenden Problemen: Konzentrationsstörungen, innere Unruhe, ADHS, Angststörungen, Einschlafstörungen.
Kinder können durch das Üben in der Gruppe ein gutes Selbstbewusstsein erlangen, da sie sich trauen, sich anderen zu zeigen.
Sie können erleben, dass sie durch das wiederholte Üben sicher werden und die beschriebenen Wirkungen sich vertiefen.
Bei diesen Atemübungen ist darauf zu achten, dass durch die Nase eingeatmet wird und nicht zu schnell geübt wird, damit kein Hyperventilationseffekt entsteht.

Übung 55 | **Ha-Atmung**

Themen: Diese Übung kann eine befreiende und loslassende Wirkung haben und ist deshalb besonders für angespannte und ängstliche Kinder zu empfehlen
Setting: Gruppen

Anleitung:

Im aufrechten Stand mit gegrätschten Beinen stehen.
Mit der Einatmung die Arme langsam seitlich nach oben heben, bis sie über dem Kopf gestreckt sind.
Ausatmend mit einem lautem „Ha“ den Oberkörper schnell nach vorne und unten sinken lassen, die Arme dabei durch die gegrätschten Beine schwingen.
Einige Atemzüge nach vorn gebeugt und mit pendelnden Armen ruhig weiteratmend so bleiben, dann wiederholen.

Auswertung:
Welche Empfindungen stellen sich ein, fühlt es sich angenehm an? Gelingt es, loszulassen?

Ähnliche Übungen/Literatur: SCHWARZ, A., SCHWEPPE, R.(1995)

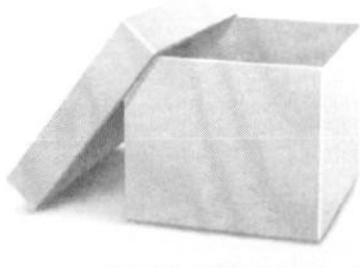

Übung 56 | **Der Löwe (Simhasana)**

Themen: Die Wirkung kann ähnlich befreiend sein wie die Ha-Atmung. Sie kann dazu dienen, Aggressionen zu lösen. Das Schielen entspannt die Augenmuskulatur.
Setting: Gruppe besonders beliebt bei Jungen und jüngeren Kindern

Anleitung:

> Im Fersensitz liegen die Hände auf den Oberschenkeln.
> Tief einatmen, mit einem läuten „Häähˮ (Löwengebrüll) die Zunge weit herausstrecken und dabei den Oberkörper etwas nach vorne beugen.
> Zusätzlich kann mit den Augen nach oben geschielt werden (wie Clarence, der Löwe)

Auswertung:
Welche Empfindungen stellen sich ein? Macht es Spaß? Gelingt es, Aggressionen/Ärger loszulassen? (Z. B. dadurch, dass man sich eine Person vorstellt, der man gerne mal die Zunge herausstrecken würde.)

Ähnliche Übungen/Literatur: PROSSOWSKI, P. (2007), SCHWARZ, A., SCHWEPPE, R.(1995)

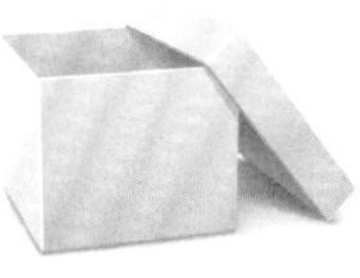

Übung 57 | **Die Biene (Brahmari)**

Themen: Entspannung durch Vertiefung der Atmung
Setting: Gruppe, das gemeinsame Summen hört sich an wie ein Bienenstock

Anleitung:

> Einatmen und einen Ton der eigenen Wahl summend ausatmen, so lange es geht.
> Einatmen und wiederholen, bis zu 3x, später kann dann auf 6x gesteigert werden.

Auswertung:
Welche Empfindungen stellen sich ein? Wirkt das Summen entspannend? Wir wird das gemeinsame Summen empfunden?

Ähnliche Übungen/Literatur: SCHWARZ, A., SCHWEPPE, R.(1995)

Übung 58 | **Yogavollatmung oder Kuscheltieratmung**

Themen: Entspannung durch Vertiefung der Atmung und Beruhigung, Hilfe bei Schlafstörung, Ängsten, Unruhezuständen, Erschöpfung.
Setting: Einzeln oder Gruppe

Anleitung:

In der Rückenlage liegen die Hände auf dem Bauchnabelbereich. Einatmend wird nun der Weg des Atems wahrgenommen, das Heben der Bauchdecke und das Weiten des Brustraumes, in der Ausatmung das Absinken von Brust und Bauch.
Die Atembewegung erfolgt ruhig und langsam nur durch die Nase ein und aus.
Ältere Kinder können dabei den Atem zählen.
Die Bewegung sollte natürlich ablaufen, der Bauch sollte nicht willentlich herausgeschoben werden.

Alternativen:
- Bei kleineren Kindern wird ein Kuscheltier anstelle der Hände auf den Bauch gelegt. Die Vorstellung, das Kuscheltier wird in den Schlaf gewiegt, kann gut gegen Einschlafstörungen helfen.
- Das Kuscheltier darf nicht zu groß sein, sehr gut sind etwas schwerere z. B. mit Sand oder ähnlichem gefüllte Tiere.
- Bei Ängsten oder Panik kann die Übung auch im Sitzen und Stehen geübt werden, damit sie in Angstsituationen angewendet werden kann.

Ähnliche Übungen/Literatur: PROSSOWSKI, P. (2007), SCHWARZ, A., SCHWEPPE, R.(1995)

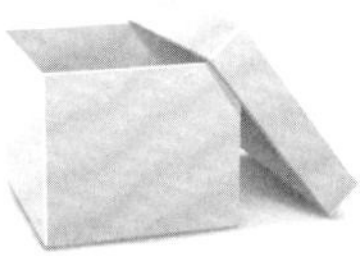

5. Literatur

Literatur Einleitung

GRAWE, K. Neuropsychotherapie. Göttingen: Hogrefe, 2004.

Literatur Selbstwert

ANDRE, Ch., LELORD, F. Die Kunst der Selbstachtung. Leipzig: Kiepenheuer, 2000.

BORG-LAUFS, M., HUNGERIGE, H. Selbstmanagementtherapie mit Kindern. Stuttgart: Pfeiffer, 2005.

BRANDEN, N. Die 6 Säulen des Selbstwertgefühles. München: Piper, 2008.

DAMASIO, A.R. Ich fühle, also bin ich. München: List, 2004

EBERWEIN, W. Humanistische Psychotherapie. Stuttgart: Thieme, 2009.

EGGER, B. Bilder verstehen. Wahrnehmung und Entwicklung der bildnerischen Sprache / Bern: Zytglogge, 2001.

FIEDLER, P. Persönlichkeitsstörungen. Weinheim, Beltz, 1997.

FRITZCHE, K., HARTMANN, W. Einführung in die Ego-State-Therapie. Heidelberg: Carl-Auer-Verlag, 2010.

LAMMERS, C.-H. Emotionsbezogene Psychotherapie. Stuttgart: Schattauer, 2007.

LUOMA, J.B. u. a. ACT-Training. Paderborn: Junfermann, 2009.

McKAY, M. u. a. Selbstwert. Paderborn: Junfermann, 2010.

PEICHL, J. Innere Kinder, Täter, Helfer & Co. Stuttgart: Klett-Cotta, 2007.

POTREK-ROSE, F., JACOB, G. Selbstzuwendung, Selbstakzeptanz, Selbstvertrauen. Stuttgart: Klett-Cotta, 2003.

PRECHT, R. D. Wer bin ich – und wenn ja wie viele? München: Goldmann, 2007

REDDEMANN, L. Eine Reise von 1000 Meilen beginnt mit dem ersten Schritt. Freiburg: Herder, 2004.

REDDEMANN, L. Imagination als heilsame Kraft. Stuttgart: Pfeiffer bei Klett-Cotta, 2001.

SIGNER-FISCHER, S. Der kleine Lederbeutel mit allem drin. Heidelberg: Carl-Auer, 2009

SCHMID, W. Mit sich selbst befreundet sein. Frankfurt: Suhrkamp, 2007.

SCHULZ von THUN, F. Miteinander reden 3: das innere Team und situationsgerechte Kommunikation. Reinbek: rororo, 1998.

SEEMANN, H. Selbst-Herrlichkeits-Training für Frauen ... und schüchterne Männer. Stuttgart: Klett-Cotta, 2006.

STAVEMANN, H.H. ... und ständig tickt die Selbstwertbombe. Weinheim: Beltz, 2011.

VARGA von KIBED, M.; SPARRER, I. Ganz im Gegenteil: Tetralemmaarbeit und andere Grundformen systemischer Strukturaufstellungen – für Querdenker und solche, die es werden wollen. Heidelberg: Carl-Auer-Verlag, 2009.

WATKINS, J.G., WATKINS, H. Ego-States. Theorie und Therapie. Ein Handbuch. Heidelberg: Carl-Auer, 2003.

WÖLLER, W., KRUSE, J. Tiefenpsychologisch fundierte Psychotherapie. Stuttgart: Schattauer, 2001.

Literatur Selbstfürsorge

BLITZ, E. Keine Sorge – Selbstfürsorge. Tübingen: DGVT, 2010.

BORG-LAUFS, H. u. a. in: MATTEJAT, F. (Hrsg.). Lehrbuch der Psychotherapie Band 4. München: CIP-Medien, 2006.

BRENTRUP, M. Selbstsorge und Self-care. Über den Zusammenhang zwischen Helfen, Gesundheit und Wirksamkeit von PsychotherapeutInnen. Systhema, 1, S. 50-64, 2002. - Ders. Selbstsorge und self-care. Sprachrohr Lerntherapie, 1, S. 8-17, 2003.

BRENTRUP, M. Selbstsorge und Self-care. Über den Zusammenhang zwischen Helfen, Gesundheit und Wirksamkeit von PsychotherapeutInnen. Systhema, 1, 2002, S. 50-64.

BRÖCKELMANN, F. Risiko, also bin ich. Berlin: Verlag Galiani, 2011.

BURISCH, M. Das Burnout-Syndrom. Berlin: Springer, 1988.

DREXLER, D. Gelassen im Stress. Stuttgart: Klett-Cotta, 2007.

ENGELBRECHT, S. Das Anti-Burnout-Buch, 2011.

FENGLER, J. Helfen macht müde. München: Pfeiffer, 1991.

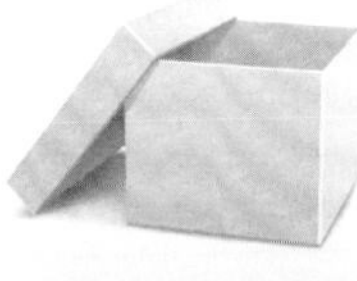

FREUDENBERGER, H. J. Staff burnout. Journal of Social Issues, 30, 1974, S . 159-165.

FOUCAULT, M. Die Sorge um sich. Frankfurt: Suhrkamp, 1986.

GEUPEL, B. Ressourcen stärken- Arbeit mit Kraftquellen in: KUHL, u. a. Bildung braucht Beziehung. Freiburg: Herder, 2011.

GEUPEL, B. Kraft-Quellenarbeit. Forum Psychotherapeutische Praxis 7 (3). Göttingen: Hogrefe, 2007. S. 120-126.

GRABBE, M. in: SCHINDLER, H., SCHLIPPE, A. (Hrsg,). Anwendungsfelder systemischer Praxis. Dortmund: Borgmann. Media, 2005.

GRAWE, K. Neuropsychotherapie. Göttingen: Hogrefe, 2004

GUSSONE, B., SCHIEPEK, G. Die „Sorge um sich". Burnout-Prävention und Lebenskunst in helfenden Berufen. Tübingen: dgvt, 2000.

HOFFMANN, N., HOFMANN, B. Selbstfürsorge für Therapeuten und Berater. Weinheim: Beltz, 2008.

HOLTZ, K., MROCHEN, S. Einführung in die Hypnotherapie mit Kindern und Jugendlichen. Heidelberg: Carl-Auer-Systeme Verlag, 2005.

ISEBAERT, L. Kurzzeittherapie. Stuttgart: Thieme, 2009.

KEUPP, H. Vorwort zu GUSSONE, B., SCHIEPEK, G, 2000.

LUTZ, R. Euthyme Therapie. In: MARGRAF, J. (Hg.) Lehrbuch der Verhaltenstherapie Band 1, Berlin: Springer, 1996, S. 335-352.

NORCROSS, J.C., GUY, J.D. Lassen Sie es in Ihrer Praxis. Bern: Huber, 2010.

REDDEMANN, L. Imagination als heilsame Kraft. Stuttgart: Pfeiffer, 2001.

REICH, G. Tabus und Ängste beim Umgang des Therapeuten mit seiner eigenen Familie. Z.psychosom. Medizin, 28, 1982, S. 393-406.

SCHLIPPE, A. v., SCHWEITZER, J. Lehrbuch der systemischen Therapie und Beratung. Göttingen: Vandenhoeck & Ruprecht, 1998.

SCHMIDT, G. Einführung in die hypnosystemische Therapie und Beratung. Heidelberg: Carl-Auer-Systeme Verlag, 2005.

SIMON, F.B., WEBER, G. Zwischen Allmacht, Ohnmacht und „macht nichts"! Familiendynamik, 1988, 3, S. 270-274.

ZIMMER, D. Empirische Ergebnisse der Therapieforschung zur Therapie-Klient-Beziehung. In: ders. (Hg.) Weinheim: Edition Psychologie, 1983, S. 12-28.
- Ders. Kommunikationstherapeutische Überlegungen zur Therapeut-Klient-Beziehung. In: Zimmer, D. (Hg), 1983, S. 114-129.

Literatur Achtsamkeit

BRENTRUP, M., GEUPEL, B. Ideen aus der Box. Dortmund: verlag modernes Lernen, 2011.

DOLAN, Y. Resolving sexual abuse. New York: Norton, 1991

DREXLER, D. Gelassen im Stress. Stuttgart: Klett-Cotta, 2007.

FLIEGEL, S. (1998). u. a. Verhaltenstherapeutische Standardmethoden. Weinheim: Beltz, 1998.

HAUPTMANN, S. Yoga. Mehr Energie für Beruf und privat. München: Beck, 2010.

HUPPERTZ, M. Achtsamkeitsübungen. Paderborn: Junfermann, 2011.

ISEBAERT, L. Kurzzeittherapie. Stuttgart: Thieme, 2009.

KABAT-ZINN, J. Gesund durch Meditation. Frankfurt: Fischer, 2006.

KLINKENBERG, N. Achtsamkeit in der Körperverhaltenstherapie. Stuttgart: Klett-Cotta, 2007.

PLINZ, N. Yoga bei Erschöpfung, Burnout und Depression. Bonn: Balance, 2010 .

PROSSOWSKY, P. Kinder entspannen mit Yoga. Mühlheim an der Ruhr: Verlag an der Ruhr, 2007.

REDDEMANN, L. Eine Reise ... Freiburg: Herder, 2004.

RÜHLE, H. (2011) Wir haben nicht zu wenig Zeit, sondern zu viele Möglichkeiten. Psychologie heute compact, Heft 27, S. 29-33.

SCHMIDT, G. Liebesaffären zwischen Problem und Lösung. Heidelberg: Carl-Auer, 2010.

SCHWARZ, A., SCHWEPPE, R. Yoga-Schule für Kinder. München: BLV Verlag, 1995.

WEISER, R., DUNEMANN, A. Yoga in der Traumatherapie. Stuttgart: Klett-Cotta, 2010.

WEISS, H. u. a. Das Achtsamkeitsbuch. Stuttgart: Klett-Cotta, 2010.

Wikipedia, Yoga, 1/2012

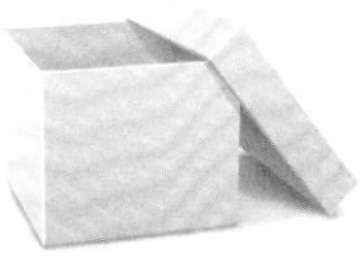

6. Anhang: Überblick über die auf der CD enthaltenen Materialien und Fotos:

- Kraft-Quellen-Karten: Fotos des Fotografen Heinrich Koller (2 Vorlagengrößen zum Ausdrucken auf das Format 10 x 15 cm und 13 x 18 cm)
- Unterstützungssysteme
- Wohlfühl-Situationen
- Positiv Tagebuch
- Zufriedenes Dasein
- Entlastung/Belastung
- Freizeitkreis
- Überblick zur aktivierenden Arbeit am Selbstwert
- Faktoren zur Entwicklung des Selbstwertgefühls
- Gefühlsstern
- Interview mit sich selbst
- Anleitung zum Burnout
- Tricks zur Verbesserung der Selbstfürsorge
- Der Held (Yogageschichte für Kinder)
- Der Baum (Yogageschichte für Kinder)